EN SOIGNANT, EN ÉCRIVANT

Du même auteur aux Éditions J'ai lu :

La vacation (5082)
La maladie de Sachs (5352)

MARTIN

Winckler

EN SOIGNANT, EN ÉCRIVANT

RÉCIT

J'AI LU

À Claude Pujade-Renaud,
Isaac Asimov,
Philippe Lejeune,
Georges Perec et
Daniel Zimmermann
pour l'écriture.

À Danièle Perrier,
Philippe Bagros,
Michel Dugay,
Christian Grosse
et Yves Lanson,
pour le soin.

INTRODUCTION

J'ai toujours détesté les bouquins de médecins. Et pourtant, je crois que médecine et écriture vont de pair. Pour garder la trace de ce qu'ils savent, de ce qu'ils font, les médecins doivent conserver des signes écrits. Les paroles s'envolent. Ou, pire, se transforment dans les mémoires. Les écrits restent. Ils ont toujours constitué un repère solide à mes yeux. D'autant plus que j'oublie souvent ce que j'ai écrit. Mais j'ai compris, au fil des années, que chaque texte, ne fût-il qu'une pochade, contient en germe un texte ultérieur.

C'est particulièrement vrai pour les textes de ce recueil. Ils ne contiennent pas seulement leur charge propre de colère ou de contestation de l'ordre médical établi, mais aussi l'ébauche de personnages, de dialogues, de formes auxquelles j'ai eu recours plus tard pour écrire des livres.

À mes yeux, l'écriture est un continuum, et non une succession d'écrits dont la nature dicterait la valeur. Qu'il s'agisse de traductions médicales ou de romans, d'essais sur les séries télévisées ou de textes autobiographiques, tous les textes comptent. Je n'établis pas de hiérarchie. Ce n'est pas à moi de le faire. Mais j'ai mes préférences, fondées essentiellement sur des sentiments à la lecture. Je crois à la valeur de l'intuition en littérature, tout comme je crois à la valeur de l'intuition en médecine. En cela, je me sens plus proche des médecins anglo-saxons, qui accordent une grande importance aux faits avérés mais ne font jamais taire leur part de sensibilité ou celle des gens qu'ils soignent. Paradoxalement, c'est parce qu'ils prennent en compte la douleur « objectivement » – je veux dire, en la considérant comme un élément à part entière de la maladie – qu'ils n'éprouvent aucune difficulté à la soulager.

La médecine française, elle, se targue d'être « neutre et bienveillante ». Alors qu'un médecin n'est jamais ni l'un, ni l'autre. Parce qu'un médecin n'est pas un robot, mais le double de celui qu'il soigne. C'est là le principal motif de mes colères d'écrivain. En interdisant aux soignants en formation d'exprimer – voire même de ressentir – leurs émotions les plus troubles et en leur faisant croire qu'ils constituaient une élite distincte du reste de la population, en ignorant le discours des malades ou en le filtrant au travers de leurs grilles diagnostiques, en érigeant le mensonge par omission en règle éthique et en traitant les patients comme des incapables majeurs, la médecine française est responsable du fossé extraordinaire qui s'est creusé entre elle et la population.

Et l'une des principales manifestations de ce fossé est la surspécialisation d'une majorité de praticiens, et leur mépris pour la médecine générale. Non pas pour les généralistes, mais pour leurs conditions d'exercice, la nature des relations qu'ils établissent avec les patients, leur lutte quotidienne contre des éléments sociaux, politiques, administratifs, qui n'ont rien à voir avec les maladies décrites dans les manuels, mais tout à voir avec la souffrance de ceux qui les consultent.

J'ai toujours aimé la variété. En littérature comme en médecine. Je n'ai jamais considéré que certains genres littéraires étaient nobles, d'autres pas. L'écriture est un outil. Elle peut être utilisée pour représenter le monde ou pour le questionner sous de nombreuses formes. Certains – et j'en suis – pensent que l'achèvement d'un texte, sa portée, sont aussi profondément liés à la forme qu'au contenu. La forme ne fait pas le texte. Des idées creuses restent creuses quel que soit le vocabulaire ou la syntaxe. Mais les idées les plus puissantes paraissent futiles si le spectateur n'est pas happé dans le texte. Si le texte n'est pas travaillé pour, en retour, travailler le lecteur.

J'écris depuis longtemps, mais je n'ai jamais vraiment eu de « grand projet » littéraire. J'écrivais, un point c'est tout. Texte après texte. Mais il en va de l'écriture comme de n'importe quel artisanat, de n'importe quelle pratique. Quand on n'a pas peur d'expérimenter, on apprend beaucoup. Et d'abord, à maîtriser son instrument. À en jouer sans avoir à réfléchir.

J'ai eu beaucoup de chance, et ce recueil le montre : au fil des rencontres, des expériences, j'ai beaucoup expérimenté, en l'espace de vingt ans. Par les thèmes, les formes, les publics. En cela, j'ai tenté de me rapprocher au plus près des écrivains que j'admirais le plus – ceux qui n'avaient à l'égard de l'écriture aucun préjugé. Mais cette expérimentation permanente avait aussi pour fonction, inconsciente, de faire le tour de tous les sentiments dicibles et indicibles que pouvait susciter ma profession de médecin.

Comme certains lecteurs pourront le constater, beaucoup de textes reproduits dans ce recueil annoncent, parfois de plusieurs années, certains personnages ou thèmes centraux de *La Maladie de Sachs*. Le plus étonnant, c'est qu'avant de les relire, je ne me rappelais pas avoir inventé « Madame Renard » pendant ma collaboration à la revue *Prescrire*, je ne me rappelais pas avoir déjà écrit un texte de présentation des groupes Balint. Pas plus, d'ailleurs, que je ne me souvenais avoir écrit dans mon journal que « un jour, il faudrait que j'apprenne à faire des IVG », dix ans avant de transcrire cette même expérience dans un roman intitulé *La Vacation*. Tout ça, parce que j'oublie ce que j'écris.

L'intérêt d'un recueil de textes, ça n'est pas de montrer *a posteriori* quel écrivain prolifique ou inspiré on est depuis longtemps. C'est à mes yeux un moyen de se remémorer la personne (l'écrivain, le médecin, le citoyen) qu'on a été, et que l'on est encore. Sous l'écorce d'un arbre, toutes les épaisseurs subsistent. Sous la peau du quadragénaire, il y a encore le garçon révolté, le médecin inexpérimenté, l'apprenti-écrivain. Je sais qu'ils sont là, mais j'ai parfois besoin de les retrouver, de les regarder en face.

J'écris pour ne pas oublier qui je suis.

I

PRÉMICES

Il en va de la médecine comme d'autres domaines d'exercice professionnel tournés vers l'autre, on ne s'y adonne pas pleinement sans motivation profonde. Dans l'imaginaire collectif, les motivations sont simples et évidentes : on descend d'une famille de médecins ou de chirurgiens et/ou on veut se consacrer au soulagement de l'humanité. La médecine a toujours été considérée comme une activité « noble » suscitant le respect de la communauté, assurant une notoriété et un pouvoir certains et... transmissible de père en fils. En France, des lignées de médecins ont ainsi constitué le noyau dur d'une caste objectivement proche de tous les pouvoirs, aujourd'hui encore très éloignée de ceux qu'elle est censée soigner. L'autre motivation fréquente chez les soignants – le soin comme don de soi suscité par la foi – a contribué à étouffer toute expression de souffrance sous les dogmes inspirés par telle ou telle figure divine. L'enfer est pavé des « meilleures » motivations.

J'ai eu de la chance. Je ne suis devenu médecin ni par tradition familiale, ni par foi religieuse en l'humanité mais, tout simplement, par émulation – je pourrais presque dire par contagion. Pendant une dizaine d'années, aux âges où j'étais simultanément le plus avide de modèles et le plus effrayé par la violence de la vie, j'ai vu mon père exercer quotidiennement la médecine générale.

Il était médecin, mais issu d'une famille très modeste, décapitée par la guerre. À ses yeux, la médecine n'était pas une charge aristocratique, elle ne rendait ni omniscient ni omnipotent, et ne conférait aucune supériorité à celui qui l'exerçait. En soignant, on se soigne aussi. Il le savait confusément, et il me l'a fait comprendre.

À ses yeux, soigner n'était pas non plus un sacerdoce, c'était une obligation morale, inhérente au fait même d'être humain. Il affirmait que la souffrance n'est pas rédemptrice, mais aliénante. Que soulager, c'est aider l'autre à se libérer.

Évidemment, grandir sous l'aile d'un père comme celui-là, ça laisse des traces. En voici trois. Il y en aura d'autres, au fil de ce recueil. Mais cet homme-là, modèle de soignant, mérite un livre à lui tout seul, et il l'aura.

HÉRITAGE

Oh bien sûr, je n'ai pas eu encore très souvent l'occasion de le prescrire, mais il a suffi d'une ou deux fois… On ne peut jamais dire jusqu'à quel point l'effet de ce que l'on prescrit dépassera les espoirs que l'on y met…

Ça ne fait pas très longtemps que je suis installé, mais comme je suis tout à côté de chez elle, Mme J., la doyenne du village, par l'intermédiaire de sa fille, s'est mise entre mes mains de « jeune docteur ». C'est qu'elle est asthmatique, et c'est fatigant d'avoir à souffler toute la journée. Lorsque je suis allé la voir pour la première fois, je l'ai trouvée pas trop mal, bien sûr ça sifflait un peu, mais la maison est tellement humide qu'on se croirait dans un sauna refroidi. Elle avait tout un tas de machins, dont une tripotée de sirops et de comprimés. Évidemment, mon premier geste consiste à faire le ménage. Tiens, pour une fois, elle n'était pas soignée par Kenacort Retard... Elle est très gentille, Mme J. Je l'examine devant sa fille... qui a soixante-dix ans passés (calculez l'âge de la maman...), et qui parle un peu à sa place, mais pas trop. Il faut dire que Mme J. est un peu dure d'oreille. À son âge, elle a le droit. Problème : comment lui faire avaler le moins de choses possible, en la décevant le moins possible ?

C'est qu'elle me demande quasiment d'être le Bon Dieu : elle est asthmatique, certes, c'est-à-dire qu'elle a un bronchospasme discret, mais presque constant, sans être très gênée, mais juste assez pour demander mon aide. Et il faut être prudent avec les petites Sarthoises de quatre-vingt-treize ans, ne pas chercher à trop en faire au risque de décompenser quelque chose qui est stable jusqu'ici...

Assis devant la feuille blanche, je me gratte vigoureusement le crâne. « Y a-t-il quelque chose qui ne va pas, docteur ? », me demande Mme P. (la fille), indulgente.

Vite, une idée, un souvenir, je fouille dans mon sac, j'extirpe le carnet tout cabossé de mes années d'étudiant-allergique-aux-cours, et je l'ouvre à la page «... neumo » (une lettre a sauté, depuis le temps). Là, c'est là que je l'avais notée, la formule, le texte auquel je ne comprenais encore rien. Je lisse les pages froissées, les pose devant moi et me mets à recopier avec application, en priant le ciel que ces braves gens ne tombent point sur un de ces pharmaciens qui ont horreur des préparations magistrales et regardent ceux qui les apportent d'un œil mi-courroucé, mi-supérieur, en leur disant : « Et qui est-ce qui vous a prescrit ça ? »

« Ça, je dis préventivement à Mme P. (c'est elle qui aura à affronter le pharmacien), c'est un sirop-pour-les-asthmatiques que prescrivait mon père… » Elle me regarde avec plus d'affection encore : « Ah ? votre papa était médecin lui aussi ? »

Oui, et je me mets à rougir de cette impudence, de ce stratagème affectif que je suis en train d'utiliser.

Je n'ose pas répéter tout haut (c'est-à-dire en hurlant) à Mme J. ce que je viens de dire à sa fille. J'ai trop l'impression d'être immodeste, de jouer sur l'aspect vocation-de-médecin-de-père-en-fils et tout le baratin, ce n'est pas parce que inconsciemment je pense ça qu'il faut que je contamine mes patients.

J'ajoute pour Mme P. : « Si jamais le pharmacien vous fait des remarques, vous lui dites de m'appeler. »

Tout le monde n'a pas la chance que j'ai : j'ai grandi avec un père qu'on venait voir de loin « pour-son-sirop-pour-l'asthme », et qui avait peut-être juste assez de savoir-faire pour ne pas aggraver les gens et juste assez de bon sens pour ne pas mélanger des tas de trucs dans leur estomac… ce qui suffisait sans doute à faire disparaître les effets secondaires desdits mélanges… Or, enfant, je croyais à « son » sirop. Étudiant, je suis tombé des nues en réalisant que ce qu'il contient y est dilué en quantités tellement infinitésimales que pharmacologiquement parlant, ça ne devrait pas marcher, ou alors sur les rongeurs, et homéopathiquement parlant, c'est encore trop concentré !

Mais que voulez-vous, il fallait bien que je lui prescrive quelque chose, à Mme J., en plus de la Théophylline qu'elle avait déjà… L'asthme, la toux, le poumon, ça se soigne avec des sirops, non ?

Bon.

Ça fait six mois que je vais, une fois par mois, voir Mme J. Elle ne veut pas que je vienne moins souvent. Elle se sent très bien. Elle a fait, une seule fois, une petite bronchite qui l'a un peu gênée, mais « à peine, Docteur, ça n'est pas si pire qu'avant. Oh ! non, pas si pire ! ».

Le sirop que les pharmaciens se sont mis à me préparer, ils se demandent bien d'où je le sors, ce qui crée des rumeurs : les gens d'ici disent que les pharmaciens sont un peu longs à la détente, ils ne connaissaient pas « le » sirop. « Oui, vous savez, le sirop de la grand-mère J., mais oui... vous savez qu'elle allume son feu seule maintenant, et qu'elle n'est plus essoufflée comme avant. Ah ! non ! Ça n'est pas si pire. »

Alors ? me direz-vous. Alors, je ne sais pas. Bien sûr, Mme J. a aussi de la Théophylline et je suppose que son « amélioration » lui doit quelque chose (mais elle en avait avant que je la soigne). D'autre part, je ne la trouvais pas si mal que ça, au départ, et bien sûr, la transformation, de mon point de vue, n'est pas spectaculaire. Mais voilà, elle se sent mieux. Et la semaine dernière, j'ai vu arriver un couple de retraités, et le mari m'a soufflé : « C'est que j'ai de l'asthme et comme vous avez déjà soigné Mme J. »

C'est vrai, il y a de la magie dans ce sirop. Il y a que je ne l'ai pas sorti d'un livre ou d'un manuel, mais d'un petit carnet défraîchi, presque un grimoire ; il y a que personne ne savait ce que c'était (alors qu'il ne s'agit que d'une des préparations magistrales que chacun prescrivait avant l'avènement des mille et un sirops industriels) ; il y a aussi que je le tiens de mon père, et que, même aiguisé de sens critique, il a fallu que moi-même je crois à son efficacité pour en avoir conservé la formule... Il y a tout ça, et puis il y a tout ce que je ne peux pas raconter, qui se passe au moment où j'entre chez Mme J., où je l'examine, où je discute un peu avec elle et la façon dont elle le prend. Il y a tout ça, et quelques centigrammes de produit actif... Et je me plais à penser que, même disparu, investi qu'il était de la confiance presque charismatique qu'on lui portait, mon père est encore là, quelque part, entre Mme J., Mme P. et moi, lorsque, les yeux froncés, je recopie soigneusement mon ordonnance...

Marc, fils d'Ange Zaffran
Médecins généralistes

P.S. : La formule du sirop ? Voyons, les gars, vous n'allez pas me dire que vous aussi vous y croyez ? Que va dire le pharmacien de votre quartier ?

UN MÉDECIN A LES MAINS NUES

Être médecin, finalement, ça ne tient pas à grand-chose. Il faut être là, écouter l'autre raconter son mal, chercher à le comprendre. Et parfois, grâce à quelque chose qui est peut-être du savoir, ou de l'intuition, ou de la chance, ou de la curiosité, ou un mélange de tout ça, on arrive à mettre le doigt sur ce qui fait mal.

Le médecin dont il est question dans cette histoire n'était pas un débutant. Mais il était dans la situation du nouvel installé. Il avait quitté sa terre natale, s'était installé dans ce pays-ci par conviction, mais cela lui rendait difficile la pratique de son métier. Ne serait-ce que parce qu'il ne parlait pas encore bien la langue de cette terre d'asile. Il avait peu de patients. Il n'était plus très jeune, il y avait autour de lui beaucoup d'autres médecins, qui étaient jeunes, eux, et du coin. Ça se passait il y a plus de vingt ans.

Un jour, dans le jardin de la villa qu'il habitait, le médecin voit arriver un homme hagard. Difficile de se faire comprendre, de comprendre l'autre lorsque la souffrance s'interpose. Le médecin fait venir son fils cadet, qui, pour l'avoir apprise dans la rue comme seul un enfant de 6 ans peut le faire, parle couramment la langue locale. Et les voici qui, tous trois, reconstituent l'histoire.

L'homme souffre, sa tête lui fait mal à éclater, à tel point que depuis plusieurs semaines, il ne fait que hurler en courant dans tous les sens, dans la rue, chez lui, à son balcon. On n'a pas trouvé la cause de son mal. Au bout de plusieurs jours, on a fini par dire qu'il était (l'homme fait un geste de la main en portant son index à sa tempe, et dit les mots dans la langue inconnue. L'enfant traduit. Le médecin sourit en disant que ça, il l'a compris). « Mais, ajoute l'enfant, il dit qu'il sait qu'il n'est pas fou, puisqu'il a mal. »

Le médecin réfléchit, il a écouté patiemment le long récit haché et sa traduction. Il désigne le vélomoteur que l'homme a rangé sur le trottoir avant d'entrer dans le jardin. Il demande : « Est-il tombé ? » L'enfant traduit. L'autre hoche la tête. « Il dit que non, on le lui a déjà demandé. » « Il n'est jamais tombé, jamais ? »

L'enfant insiste. L'homme a l'air fatigué. « Il dit que oui, mais il y a longtemps, il y a au moins deux mois. » « Comment est-il tombé ? » « Il dit qu'il a dérapé et que sa tête a cogné contre le trottoir, mais qu'il s'est relevé tout de suite. Et que ça n'a rien à voir, parce qu'il n'a commencé à avoir mal que longtemps après. »

Le médecin demande à l'homme de lui montrer de quel côté il souffre. L'autre hausse les épaules et se prend la tête entre les mains. Alors le médecin le fait entrer dans sa maison, il le fait asseoir, il le regarde, et il commence à palper méthodiquement la surface du crâne de celui qu'on dit fou. Il palpe, centimètre par centimètre, et soudain, sous ses doigts, l'homme se met à hurler.

Le médecin n'avait pas grand-chose à sa disposition. Il fit la seule chose qu'il pouvait faire : il écrivit une lettre pour un hospitalier qu'il connaissait et qui comprendrait sa langue, et la donna à l'homme encore ébranlé.

Plus tard, le médecin apprit que son correspondant avait fait radiographier le patient, puis l'avait envoyé à un chirurgien, que le chirurgien l'avait opéré et avait trouvé un tout petit enfoncement de la boîte crânienne, et sous cet enfoncement, un tout petit hématome.

Et un jour, l'homme sur son vélomoteur, le visage hilare, le crâne enveloppé de pansements, vint stopper devant la maison du médecin, l'appela et tendit le doigt vers lui en lui criant quelque chose. L'enfant n'était pas là pour traduire, mais le médecin le comprit. Il n'avait crié que deux mots avant de repartir, deux mots qui signifiaient littéralement : « Toi, tu es un roi ! »

HISTOIRE DE L'HOMME QUI ÉTAIT ALLERGIQUE À SA FEMME

Ange était un vieux renard de médecin. Pour les amateurs de romans d'énigme, je pourrais dire qu'il avait le flair de Sherlock Holmes et le gabarit de Nero Wolfe.

Il se balançait toujours en équilibre plus ou moins instable sur les deux pieds avant de son fauteuil, ses bras et son puissant abdomen appuyés contre le rebord du bureau : ses deux jambes étaient, sans effort, gentiment croisées sous le siège, comme si elles avaient décidé d'y faire pour leur propre compte la proverbiale sieste méditerranéenne.

C'est dans cette attitude qu'il commençait ses histoires. « Je ne t'ai jamais raconté celle de l'homme qui était allergique à sa femme ? »

Rien qu'à voir la façon dont il disait cela, en levant à peine le nez, ses yeux brillants (les mêmes yeux divergents que Sartre !) me fixant par-dessus ses lunettes, j'avais le fou rire.

Mais ça n'était pas une blague, oh ! non !

« Tu le connais, c'est le mari de Mme L., tu sais, qui travaille à l'hôpital. Un beau jour, il est venu me voir en se plaignant de crises d'asthme dantesques (il appuyait sur le mot en balayant l'air devant lui du revers de la main, ce qui mettait en danger le fragile équilibre décrit plus haut. Les deux pieds arrière du fauteuil atterrissaient alors en douceur, il tirait le siège sous lui, s'adossait, allongeait les jambes, toujours croisées, sous le bureau et se mettait en devoir, les bras calés sur le ventre, de nettoyer ses lunettes), dantesques ! Et ce qui était le plus curieux, c'est qu'il ne faisait pas de crise régulièrement. Il y avait des semaines où il était tranquille, d'autres où il passait des nuits entières sans dormir. Il avait vu plusieurs allergologues, il avait eu tous les tests possibles et imaginables. On ne trouvait pas à quoi il pouvait bien être allergique. Je le vois une première fois (il se frotte le menton pour figurer sa perplexité) mais je ne comprends pas grand-chose non plus. Je lui donne un traitement quelconque en lui disant que je ne garantis rien…

« Et puis un jour, en allant à l'hôpital, sa femme me dit qu'il a refait une crise la veille, que c'est épouvantable et surtout, dit-elle, que ça le prend dès qu'il se couche et vient de poser la tête sur l'oreiller, près d'elle… Je commence à lui dire que c'est peut-être à elle qu'il est allergique… tu la connais, elle aime bien plaisanter aussi, et puis je la regarde et je lui demande : Mais dites-moi, vous avez toujours les cheveux de cette couleur-là ?

— Non, dit-elle, des fois je change… »

Ange remet ses lunettes, maintenant soigneusement nettoyées, et fait une moue satisfaite et moqueuse...

« Enfin, quand je les ai revus lui et elle, je leur ai dit qu'il fallait qu'elle cesse de teindre ses cheveux... ou que lui change de femme.

— Et alors ?

— Alors ? Il a toujours la même femme, avec des cheveux nature. Mais il ne fait plus de crises d'asthme... »

II

LETTRES D'ÉTUDIANT

Médecine et écriture vont de pair à presque toutes les étapes de la pratique, sauf, semble-t-il, dans les facultés de médecine françaises. Dans les années 1970, la vie quotidienne des étudiants était rythmée par le discours médical oral (les patrons, les profs) et écrit (les observations à rédiger, les livres et revues à déchiffrer). Mais aucune place n'était accordée à l'expression personnelle des doutes, des questionnements, des révoltes. Pire : cette expression personnelle était considérée comme parasite, indésirable parce que subjective. L'une des manières les plus efficaces de museler toute contestation consistait à laisser entendre que le seul discours utile pour les malades était celui de la médecine dominante – celle des mandarins, des écoles, des politiques gouvernementales. De manière assez perverse, toute manifestation rebelle était soigneusement culpabilisée. « Si vous faites la grève, ce seront les malades qui en pâtiront. »

Certes, la perspective, depuis, s'est modifiée. Tout le monde est aujourd'hui d'accord pour dire que l'immobilisme administratif, les mauvaises conditions de travail, les chicaneries corporatistes, la hiérarchie absurde et les discours médicaux dogmatiques sont néfastes à tout projet de santé publique. Mais on oublie un peu trop vite que la majorité des médecins actuellement en exercice ont été modelés pour penser en élite, et qu'il en reste des traces. À la fin des années 1970, un étudiant en médecine qui voulait exprimer sa colère à l'égard du mandarinat ou ses doutes à l'égard de sa formation ne pouvait guère le faire à l'intérieur de la faculté. Les tracts et les journaux ronéotés n'étaient pas lus, les affiches et les dazibaos étaient déchirés au bout de quelques heures. Quant aux enseignants ou aux praticiens hospitaliers, ceux qui portaient aux étudiants une oreille attentive se comptaient sur les doigts de la main.

Courant 1975, Gabriel Granier, président du Syndicat de la médecine générale (SMG), et Philippe Van Es, alors généraliste à Blois, vinrent un soir parler de leur syndicat à la faculté de médecine de Tours. La rencontre, semi-clandestine, était annoncée par un simple panneau rédigé à la main et placardé sur la porte d'un des deux amphithéâtres. Je ne sais pas pourquoi je m'y suis rendu. Je n'étais pas particulièrement politisé, à l'époque, et je ne savais pas ce qu'était le SMG. Curieusement, ceux qui avaient organisé la réunion étaient deux personnages hauts en couleur de la fac, moins connus pour leurs opinions progressistes que pour l'organisation annuelle d'un bizutage particulièrement odieux, et qui ont fait leur chemin depuis. Ce soir-là, au milieu d'une poignée d'égarés, Granier et Van Es m'ont frappé par la clarté de leur discours sur la médecine générale. Devant l'impossibilité d'adhérer au syndicat (je n'étais pas encore médecin), je me suis rabattu sur sa revue, *Pratiques ou les Cahiers de la médecine utopique*, j'ai acheté tous les numéros parus et pris un abonnement pour deux ans…

Pour un garçon qui écrivait depuis longtemps et vivait dans l'enfer des relations depuis plus longtemps encore, *Pratiques* avait une valeur aussi importante qu'un journal personnel. Son existence même signifiait que le lieu où on faisait mine de m'apprendre à soigner, un lieu sourd à toute parole sensible, pouvait être mis en question par écrit, individuellement et collectivement. Dans la joyeuse euphorie/anarchie de ces années-là, tout était abordé de front : sexualité, euthanasie, contraception et avortement, solidarité des « soignants de base » avec les « usagers de la santé », lutte des classes, féminisme, dénonciation des contrôles médicaux patronaux, critique de l'Ordre des médecins et des laboratoires pharmaceutiques, etc.

C'est dans *Pratiques* que j'ai fait mon éducation politique. Une politique en situation, qui incluait explicitement l'homme médecin dans l'analyse du monde. Je ne sais si cela m'a « formé » ou si cela confortait ce que m'avait insensiblement légué mon père, premier médecin civique que j'aie connu, mais ce n'était pas rien d'être lecteur de cette revue-là : je finis par lui envoyer des textes. Celui qui est publié dans ce livre contenait déjà la colère exprimée dans des articles et des romans rédigés bien plus tard, et le fait qu'il ait eu une existence imprimée n'a pas été anodin : je n'étais pas encore médecin, mais des médecins que je respectais pensaient que ce que j'écrivais valait la peine d'être lu.

Je ne me contentais pas d'écrire à *Pratiques*. À la même époque, *Libération* était encore un journal fait « par et pour les lecteurs ». Hétéroclite et échevelée, la page « Courrier » entre autres était un gigantesque espace d'expression, dans lequel se racontaient des dizaines de vies, et où je rêvais bien sûr de lire dix lignes écrites de ma main. Je ne savais pas faire court, mes lettres n'avaient aucune chance d'être publiées. Mais écrire porte en soi sa propre satisfaction. Coucher les choses sur le papier, c'est déjà s'en libérer. Mes lettres fleuves, je les envoyais tout de même. Un jour, en ouvrant la page courrier, j'ai eu la surprise de voir que l'une d'elles s'y trouvait. Sur quatre colonnes.

COMPLAINTE D'UN FUTUR ASSASSIN

J'ai acheté *Pratiques* pour la première fois en 1975, lors d'une discussion avec quelques membres du SMG, invités à la fac de médecine de Tours par un étudiant en médecine du second cycle. Je me suis abonné immédiatement. À l'époque, j'étais étudiant en PCEM 2 (premier cycle d'études médicales, 2e année) ; je ne voyais pas bien ce qu'à mon niveau, je pourrais bien avoir à dire sur le monde de la médecine que la revue dénonçait. Étudiant, je me sentais trop loin des « réalités de la vie » pour avoir une opinion, ou même des idées à communiquer.

Comme mes camarades, j'étais submergé par les mythologies hospitalo-universitaires. Le doyen, hospitalier « de pointe », se voulait aussi à la pointe des progrès pédagogiques. Et allons-y de nos petites réformes démagogiques. Dès notre arrivée, voilà qu'on nous propose un « stage infirmier » :

« Vous vouliez vous rendre plus tôt à l'hôpital, eh bien nous vous en donnons la possibilité. »

Magnifique ! Ça vaut la peine d'en avoir bavé une ou deux années sur un concours abrutissant : voilà que les choses sérieuses commencent !

Voire.

Le stage en question est facultatif ; non rémunéré, bien entendu ; mais, et ici les désillusions commencent, aussi, mal accepté par le personnel soignant.

« Ah ? pourquoi ?

— Parce que, aux heures où ont lieu lesdits stages, c'est-à-dire entre 6 et 8 heures le matin, avoir des étudiants en médecine dans les pattes ne plaît pas tellement aux infirmières. Parce qu'on ne les paie pas plus cher pour s'occuper de nous. »

Mais nécessité fait loi ; ces futurs praticiens doivent apprendre leur métier ; les infirmières, ASH (agentes de service hospitalier), et autres aides-soignantes seront un jour sous leurs ordres ; il n'est pas trop tôt pour montrer qu'ils ont déjà meilleur statut qu'elles.

Dans le même temps, ON nous fait bien sentir que nous sommes vraiment, à présent, des étudiants-en-médecine-à-part-entière ; ce que nombre d'entre nous utilisent pour justifier le mépris et les divers sévices (bizutage et autres) qu'ils destinent aux étudiants de première année.

Le doyen, un beau jour, nous expose, en une magnifique représentation d'amphithéâtre, ce qui fait la une des journaux : la réforme des études médicales, les dossiers Rapin, Fougère, etc.

Il nous explique, avec beaucoup d'enthousiasme, mais assez peu de détails, la réforme de l'Internat, l'examen de fin d'études, le troisième cycle du généraliste, nous vante les « efforts-constants-destinés-à-revaloriser-la-médecine-générale », etc. Tout en nous rassurant, cependant : cela ne nous concerne pas encore. Mais cela prendra peut-être effet pour nos successeurs...

Malgré tout, la graine est plantée, elle commence à germer :

« Dis donc, alors, nous, on le passera, cet examen de fin d'études, ou pas ?

— Nous, non, mais je crois que de toute façon, « faut préparer l'internat c'est vraiment la seule façon d'être bien formé ! » (refrain connu). »

Déjà, chacun réalise – et les paroles de nos enseignants le laissent entendre – que la formation dispensée par la faculté sera insuffisante. En effet : « ON revalorise la médecine générale » ; c'est donc qu'elle a perdu de sa valeur ? « ON va créer un troisième cycle du médecin généraliste » ; est-ce à dire que l'étudiant n'en sait pas suffisamment pour pratiquer, même au bout de sept années (ces sept années légendaires) et après la (non moins légendaire) thèse ?

Eh ! C'est que, vu d'ici, ceux qui ont choisi une spécialité semblent avoir la part belle : internat, CES (certificat de spécialité), etc. Et puis, ça fait mieux de dire, dès le début de ses études, qu'on veut être pédiatre ou « gynéco ». Alors que, généraliste ! On se fait traiter de fou, regarder avec méfiance si l'on prétend que l'on ne changera pas d'avis même si « on-rencontre-un-patron-exceptionnel-qui »...

D'ailleurs, des exemples célèbres de médecin généraliste, on n'en connaît pas, alors que les professeurs Brizon et Castaing, Judet, Lenègre, Machin-chose et Lortat-Jacob !...

Conclusion, si vous voulez être « correctement formé »... comme s'il n'y avait que la formation et « la satisfaction des services rendus à la collectivité » qui soient en jeu là-dedans !

En attendant, le contrecoup du concours de première année se fait sentir : la PCEM 2 se déroule dans une atmosphère fort détendue.

Bien sûr, il y a quelques petits ennuis : tel prof nous a distribué ses objectifs sous forme d'un polycopié, tandis que tel autre nous les dicte en cours ; et qu'une troisième ne nous les fournit que par l'intermédiaire du « livre de la faculté » qui est, comme chacun sait, disponible en deux exemplaires à la bibliothèque.

Tiens, au fait, c'est quoi, ça, les « objectifs » ?

Ah ! Mais c'est la panacée, ma bonne dame ! Le moyen « objectif » (!), justement, de codifier ce que nous « devons savoir faire » ; le moyen facile et bon marché de vérifier que nous pouvons recracher ce savoir-minimum (j'ai déjà entendu cette expression-là quelque part, pas vous ?) aux examens de fin d'année.

Les étudiants se ruent sur la liste des fameux objectifs ; avides de savoir ce qu'ils doivent « savoir-savoir ». Cette année-là, le chiffre d'affaires de la compagnie qui loue les photocopieuses à la fac a doublé !... Mais pourquoi se paniquer ? Les contrôles de fin d'année sont une douce rigolade ; à croire que nos enseignants veulent prolonger leurs vacances en septembre...

Nous voici arrivés sans encombre en DCEM 1 (première année du second cycle, c'est-à-dire troisième année pour les « non-initiés »).

La fameuse réforme n'ayant pas encore été votée, nous voilà assurés d'avoir droit à « l'ancien régime ». Les sept bonnes vieilles années, l'internat, etc. Rien de changé.

Les Objectifs, eux, nous ont plus que jamais dans le collimateur. La sémiologie, objet principal de notre scolarité cette année-là, y est mise en tranches. Tous les « signes » sont alignés bout à bout, il nous faut les apprendre. Plus que jamais, on nous impose un énoncé type de ce qu'il nous faut savoir. Alors, les étudiants *rédigent* les objectifs, comme des questions ; le plus précisément possible, c'est-à-dire à l'aide de ce qui est dit en cours magistral, ou grâce au contenu du polycopié...

« Je ne détaille pas, tout cela est contenu dans votre poly... »

Bien sûr, il est hors de question de se servir d'une autre source d'information.

« Dans les bouquins, ils ne disent pas la même chose ! Remarque, le prof veut qu'on lui sorte ce qu'il pense, lui, et pas l'opinion d'un autre... » « C'est plus possible de bosser sans les objectifs. »

Au lieu de s'en servir comme repère, on s'en sert comme du Savoir lui-même. Mais de toute façon, les étudiants n'ont pas appris à se servir d'une bibliothèque, *a fortiori* d'une bibliographie ; ils ne savent pas lire ailleurs, critiquer, compléter leur enseignement, et on ne les encourage pas vraiment à le faire. À croire qu'on nous *veut* ignorants ! Tss-tss, quelle idée !...

« Bah ! s'ils nous imposent ces objectifs, c'est qu'ils y ont mis l'essentiel ! » L'essentiel pour qui, pour quoi faire ?

En ce qui concerne le contact avec le malade, avec le corps humain lui-même, en chair et en os, nos petites réformes-de-pionnier-de-l'enseignement continuent de plus belle :

« Vous serez, cette année, les premiers à recevoir un enseignement *pratique* de sémiologie ; vous serez répartis en petits groupes (douze au maximum) pris en charge par des chefs de clinique et des internes (chouette alors !). Mais cet enseignement se doit d'être sanctionné par un examen oral qui conditionnera votre passage dans l'année supérieure. »

Oral ? La panique resurgit. L'oral, on a oublié ce que c'est, depuis le bac...

La psychose se développe. C'est que cet enseignement pratique est, lui aussi, énoncé sous forme d'objectifs : savoir palper un abdomen, savoir dire si un sujet est anémié, s'il présente des troubles de la parole (sic !), etc.

Selon les cas, l'enseignant fait sa petite démonstration, et nous apprend à effectuer certains gestes les uns sur les autres, ou même nous invite à venir examiner des malades dans son service.

Mais dans certains groupes, il en est autrement.

En effet, les internes et chefs de clinique disposent tous d'un polycopié contenant la description *standard* des gestes à effectuer. Uniformisons ! « Ah bon, parce que leur méthode d'examen d'un malade n'est pas identique à celle de leurs collègues ? »

Combien de façons y a-t-il donc d'ausculter un poumon, de palper un foie (à DROITE du malade, asseyez-vous à DROITE du malade, je vous dis !), de faire dire AAA à quelqu'un ?

Ce poly-pour-profs est même, un temps, mis en vente pour les étudiants ; comme ça, on peut vérifier que le gars ne nous raconte pas d'histoire, que la rate, elle est bien à gauche...

Enfin, cette vente ne dure pas, parce qu'un importun fait remarquer qu'alors les chefs de clinique, ils ne servent plus à grand-chose... En amphithéâtre, l'idéologie a autant d'importance, dans le contenu des cours magistraux, que la maladie.

Tel enseignant, membre de la commission de docimologie – chargée, comme chacun sait, de découvrir pourquoi les résultats des examens ne sont pas significatifs des capacités intellectuelles des étudiants – nous confie : « Au niveau où vous en êtes, nous n'avons ni l'envie, ni intérêt à vous faire redoubler une année ; nous voulons juste nous assurer que vous avez assimilé un minimum de choses en fin de semestre... » Texto ! et en amphi, ça, madame !

Ailleurs, la misogynie bat son plein : tel professeur de gynécologie, par ailleurs fort connu pour ses récentes prises de position réactionnaires sur l'avortement, nous fait des cours « imagés », dans lesquels l'humour et un sens aigu de la psychologie féminine vont de pair :

« Vous savez (fort accent méridional), le psychisme des femmes et le fonctionnement de leurs glandes vont ensemble. Si une dame aux lèvres succulentes, à la poitrine magnifique, aux grands yeux câlins vient vous consulter, vous savez d'emblée, en la regardant, que son ovaire fonctionne mieux que celui de la bigote fripée, habillée de gris, aux lèvres pincées et au chignon austère... »

Ben voyons, c'est tellement rigolo, une bonne femme avec ses problèmes ; allez, un petit TV (toucher vaginal) et il n'y paraîtra plus !

Mais dans l'ensemble, l'enseignement manque un tant soit peu de coordination, de cohérence...

On nous apprend à « voir des signes »... Bien !

« Mais ce qu'ils veulent dire, alors, la maladie qui s'exprime par eux ? »

— Ah, ça, c'est pour l'an prochain !

— Bon, mais si j'observe telle manifestation alors, je fais quoi ?

— Ah ben, faut faire tel examen complémentaire !

— Oui, mais si je suis dans un cabinet en ville ?

— Ah, ben non, mon vieux, faut envoyer à l'hôpital... »

Ah ? Ah !

Ça se dessine un peu mieux, on dirait.

En effet, ON nous parle d'« incidence de la maladie sur la société », de l'« importance du métier dans l'indication opératoire » :

« Le travailleur manuel ne pose pas les mêmes problèmes que le violoniste. À celui-ci il faut conserver sa main entière ; il aura besoin de tous ses doigts pour courir sur les cordes (silence religieux). Pour l'autre, inutile de se lancer dans des prouesses, il n'utilise que les trois derniers doigts pour tenir sa pioche. Il ne faut pas le garder trop longtemps à l'hôpital ; il devra retourner à son travail dès que possible. La chirurgie coûte cher... *(sic !)* »

On nous exhorte à considérer « l'influence du psychisme sur les phénomènes pathologiques » :

« Sachez une fois pour toutes que la clientèle d'un médecin est féminine à 50 %, et que donc 50 % de votre pratique quotidienne sera consacrée aux traitements des constipations... (re-sic ! je n'invente rien). »

Toutes joliesses du même acabit, subies sans protestation par des centaines de jeunes gens.

À l'issue de cette année mémorable, je sais reconnaître (en principe) les trois signes de la fracture du col du fémur, je sais *décrire* un toucher vaginal et un toucher rectal (les travaux pratiques ont des limites, quand même !), je sais ce qu'on trouve à l'auscultation dans le syndrome-de-condensation-pulmonaire (sans l'avoir jamais entendu)...

Mais on ne m'a jamais parlé de la façon dont je pouvais soulager une femme qui souffre parce que sa jambe est brisée ni de la manière dont je vais rassurer un vieux monsieur avant de lui enfoncer mon doigt dans le rectum (c'est beau, les mots latins, ça permet de dire des grossièretés en ayant l'air d'être savant)...

Ah, ça, la psychologie, on m'en parle tout le temps, en me disant qu'il faut AB-SO-LU-MENT en tenir compte, mais on ne m'apprend rien dessus. Et surtout, on évite soigneusement de dire *que ça s'apprend* !

Non ! la psychologie du médecin, c'est inné, voyons ! D'ailleurs, si ça pouvait s'enseigner, on l'aurait déjà mise en objectifs !

La meilleure école, c'est la *pratique* ! « Avec l'expérience, vous verrez ! »

En septembre dernier, me voilà arrivé en DCEM 2. Activité principale, principal objet de nos préoccupations : les stages hospitaliers.

Nous n'avons pas, officiellement, le statut d'externe, c'est-à-dire de fonctionnaire hospitalier. Et nous ne sommes pas rémunérés.

Mais c'est normal, puisqu'on nous apprend notre métier, nous devrions dire merci à genoux. C'est du moins ce que semble penser un grand nombre d'entre nous. En effet, invités à discuter dès le printemps précédent de ces problèmes, les étudiants ont prouvé que l'idéologie, professée par l'estrade, a de fortes assises sur les bancs de l'amphithéâtre. Pour beaucoup, et pas forcément les plus favorisés matériellement, être rémunéré serait anormal. Leurs raisons ? Eh bien :

« On nous apprend notre métier » coexiste, paradoxalement, et dans les mêmes bouches, avec « Il y a des stages où on ne fait rien du tout, seulement de la présence ! »

Autrement dit « ceux qui ne foutent rien » ne méritent pas d'être payés ; par contre « MOI-JE » bosse, et c'est normal qu'on ne me paye pas, je suis Hétudiant en médecine avec un grand H, et j'ai la vocation et le bénévolat, et tout et tout...

Râler contre un enseignement insuffisant, réclamer des stages « plus formateurs », tout le monde sait le faire, et les professeurs nous plaignent et compatissent. Mais replacer cette situation dans son cadre, analyser les raisons de ces contradictions, c'est au-dessus de nos forces...

Passons !

Les stages sont de quatre mois. Chacun tire au sort ses trois stages pour l'année ; en principe, un stage en psychiatrie, un en chirurgie, un dernier dans un service de laboratoire.

Le jour du tirage au sort, l'amphi est bondé, tout le monde panique, ON nous a expliqué qu'il n'y a pas assez de place pour tout le monde en psychiatrie et dans les labos, aussi a-t-on complété ceux-là à l'aide de... stages en chirurgie supplémentaires...

Avec un peu de « chance », on sort en se disant : « D'abord je vais en chir-infantile, ensuite en orthopédie, et puis je finis par le mou... Au moins, j'aurai fait le tour de la question... »

Sur le terrain même, dans les services, selon l'humeur et les conditions de travail des infirmières, l'intérêt que le chef de service et le ou les internes portent à la pédagogie, la réputation des stagiaires qui ont précédé, la quantité de paperasses que l'externe est prié de « traiter » pour en soulager « ceux-qui-ont-des-responsabilités », et en fonction de cent autres facteurs, le stage est « formateur ou non ».

Il est aussi fonction de l'intérêt que lui porte l'externe lui-même !

Car une fois l'excitation passée, une nouvelle folie envahit l'amphithéâtre. Faut préparer l'INTERNAT !

Tout le monde se fait peur :

« Tu le prépares, toi ? – Et toi ? »

« Tu es déjà dans une conf' ? »

« Et toi, tu en es où, avec ton dossier de QI ? »

Tout un petit folklore. C'est à qui se sentira le plus coupable.

Comment, en effet, ne pas préparer son entrée dans la « Meilleure Formation à l'Exercice de la Médecine ? »

Meilleure Formation ? Le Concours d'internat ? ou bien la fonction hospitalière ?

« La préparation du concours est une excellente gymnastique... »

Ah oui ?

Sur les 291 questions qu'on nous demande de savoir-rédiger-lisiblement-de-façon-à-être-correctement-entendues (?), que reste-t-il après les épreuves ? Depuis quand le bachotage est-il synonyme d'acquisition d'un savoir ? On s'est tué à nous dire que le concours de 1re année était un mauvais moment à passer, que les choses sérieuses commençaient après, et voici qu'on nous serine exactement le contraire pour l'internat ? Comme si on pouvait condenser en 291 questions les notions contenues dans les programmes de *six* années d'études ? Il doit y en avoir un gros paquet qui ne sert à rien, alors !

« Mais non, t'as rien compris, c'est une *sélection* de sujets. Si tu es capable de les connaître, t'es bon pour l'internat !

— Ouais ! je veux bien, mais la Grippe, c'est pas traité, dans le programme !

— Ah, mais non, la grippe, c'est de la médecine de cabinet ! »

NOUS Y VOILÀ.

Contrairement à ce qu'on fait croire au bon peuple (qui le colporte lui-même assez volontiers), l'internat est la meilleure formation, non au métier de médecin, mais au métier d'hospitalier !

L'internat n'est qu'un bachotage de plus. Il est question de temps et d'argent. Temps de bachoter, argent pour se payer les documents indispensables (?)... Et encore, ici, les chefs-de-conf'ne se font pas payer aussi systématiquement, aussi traditionnellement que dans d'autres facultés de province.

L'internat récompense, moins que le contenu de la copie, sa présentation ; l'esprit de synthèse, certes, mais surtout, le *langage*, la *clarté* de *l'expression écrite*, qualités toutes caractéristiques d'une classe et d'un bagage culturel particuliers.

Tout comme, d'ailleurs, on appréciera chez l'interne « l'esprit de corps », le « sens des responsabilités », l'« audace », et autres qualités elles aussi innées, comme chacun sait.

Mais tout le monde n'aura pas la chance de faire partie des heureux élus. Aussi, ce concours et ce qu'il représente, quoiqu'il soit une des préoccupations de tous les étudiants, est singulièrement passé sous silence par les responsables de l'enseignement. Nul ne nous en explique les modalités, les exigences ; des enseignants vont même, ouvertement, jusqu'à mettre en doute la valeur « formative » du programme.

« Classiquement, vous trouverez dans les torchons qu'on appelle "Questions d'internat" telle ou telle information. Sachez que c'est faux. »

Certains ajoutent même : « Mais mettez-le dans votre copie, c'est classique ! » sans se mouiller plus.

On ne dit pas que cette filière vise uniquement à reproduire, à régénérer le milieu hospitalier. Éventuellement, à mettre sur le marché des spécialistes formés par lui, travaillant en étroite collaboration avec l'hôpital.

Au contraire, ON flatte notre future pratique-de-généraliste. ON s'adresse à nous en disant : « Au cours de vos consultations, vous verrez... ». On accrédite le contenu de l'enseignement qui nous est dispensé en disant : « Vous savez, ce cours que je vous fais aujourd'hui, ce sont les médecins qui me l'ont réclamé l'an dernier pour le dernier EPU (enseignement post-universitaire). »

On nous répète qu'il faut « dépister le plus précocement possible, et envoyer à bon escient au spécialiste ou au chirurgien avant que ça ne devienne grave ! »

Mais on nous dit aussi :

« Je n'entre pas dans les détails techniques de tel acte chirurgical ; ça ne présente aucun intérêt pour vous. Qu'il vous suffise de savoir que le traitement médical est décevant et que... »

Pour nos profs, la prévention en dehors des structures hospitalières, ça n'existe pas. Les « aiguilleurs », ça, par contre, ça existe ! Ils les forment !

Le discours des hospitaliers s'adresse en fait, tacitement, à deux groupes de personnes :

– d'une part, ceux qui seront internes et apprendront les « techniques » ;

– d'autre part, ceux qui ne le seront pas, et qui, à moins d'avoir assez de ressources pour faire trois années de plus dans un CES, ne doivent en fait connaître que le numéro de téléphone de l'ambulance qui transportera le malade.

Arrivé à ce point de mes réflexions, je me suis posé une petite question : pourquoi ne nous a-t-on pas fait passer le concours de l'internat en même temps que celui d'entrée en Médecine ?

Ça aurait fait gagner du temps à tout le monde...

Mais non, restons tacites. « Il y a parmi vous une petite élite; quant aux autres, nous allons leur apprendre ce qu'ils doivent savoir pour ne pas faire trop de bêtises; nous savons de quoi nous parlons; leur pratique quotidienne, c'est nous qui la leur décrivons ! », clament les hospitaliers en se frappant la poitrine.

Tout juste si le doyen ne nous explique pas quelles formules utiliser au bas des lettres...

Alors, le choix s'impose de lui-même : entre une pratique solitaire après un enseignement schématisé et la promesse d'un statut, d'un encadrement « formateur », il faut choisir la « meilleure Formation, etc. ».

Bien sûr ! Entre l'angoisse de se trouver seul devant une demande ni organique ni psychologique, mais un peu des deux, et la sécurité que vous assurent la radio, les ECG (électrocardiogrammes), les infirmières qui sont là pour faire les piqûres (et les sourires !), que choisiriez-vous, hein ? Franchement !

Car, consciemment ou pas, l'angoisse est là chez beaucoup d'entre nous, quand ils se rendent compte qu'on les a laissés passer d'année en année avec des examens bidon, et qu'ils n'ont jamais vu un malade, un vrai, avec son absence de signe, et ses emmerdements qui compliquent fichtrement le diagnostic.

Quelle que soit, pourtant, l'indigence de l'enseignement qui nous est dispensé, est-il pensable d'imaginer qu'on va compenser ses carences en préparant un concours ? En séchant les stages lorsque c'est possible ?... (Et ça l'*est* !)

Pour ceux qui, en fin de compte, deviendront internes, parfait !

Mais les autres ?

Que pourront-ils tirer de leurs fameuses questions, une fois devant le malade qui, lui, *ne sait pas* que la crise de foie « ça n'existe pas... » et que la grippe, « ah ben, je l'ai pas traitée... ».

Loufoque ?

Non ! Ils iront se recycler grâce à l'excellent enseignement post-universitaire que leur propose leur chère amie la Faculté.

Tout ça, sans parler, bien sûr, du mépris qu'auront les uns (ceux qui auront échoué) pour les autres – et inversement...

« Pif ! quand on n'est pas capable d'être interne, vaut mieux s'abstenir ou devenir médecin de la Sécu ! »

Élitisme oblige !

J'ai l'air, dans tout ça, d'enfoncer des portes ouvertes. Mais je me suis mis à écrire cela pour deux raisons principales. D'abord, parce que *Pratiques* s'attache à communiquer des expériences personnelles et qu'il m'a semblé que celle des étudiants en était singulièrement absente. Je voulais donc combler un *trou,* une lacune qui tenait *aux lecteurs*, à mon sens, et non pas à ceux qui font la revue, au sens technique du terme. Tout cela est donc un itinéraire fait par un *étudiant* et ses sensations *en fac*, avant toute analyse...

Ensuite, je sais qu'il n'y a pas que des membres des professions de santé qui lisent *Pratiques,* et je désirais faire perdre à ceux qui en auraient encore leurs illusions sur tous ces problèmes. Je suis d'ailleurs persuadé que bien des médecins sont encore dupes...

À me relire, j'ai peur que les impératifs de fabrication soient un peu stricts pour la longueur de ce texte. Mais c'est écrit, et je vous l'envoie.

Pratiques est, pour moi, étudiant, non seulement un outil de réflexion politique, mais aussi un moyen de discuter ce que j'apprends en fac ; des articles, même courts, comme « l'IVG » par le MG, les appendicites chroniques, les maladies respiratoires de l'enfant, les débats sur les problèmes de vaccination, etc., abordent des sujets qu'on passe sous silence, qui semblent ne pas exister autrement que sous forme d'anecdote, mais que je crois fondamentaux. Je crois, comme vous, à une autre façon de « faire de la médecine », j'ai eu la chance d'être là pour vous lire, et je voudrais contribuer, moi aussi, au dialogue que vous proposez.

Encore merci, et, surtout, à bientôt.

Tours, fin décembre 1977

P.S. : Cette année, je me suis mis à relire tous les numéros de la revue depuis son début, et j'y ai trouvé un peu partout de quoi voir sous un jour différent, plus réel, plus quotidien, ce qu'on m'apprend en fac… et ce qu'on passe sous silence. La fac est au sein même du CHU et il y a des étudiants qui ne savent pas qu'il existe un centre d'IVG !

JE ME SOUVIENS

Je me souviens du premier jour de mes études de médecine. C'était à la faculté des sciences, seul endroit où l'on disposât d'un amphithéâtre assez grand pour tous les étudiants de première année. J'y avais retrouvé un ami d'enfance.

Je me souviens du foyer d'étudiants où je vivais. À l'origine il avait été conçu pour des élèves de l'école normale et il y avait un tableau noir au mur de chaque chambre.

Je me souviens du bizutage et de ceux qui l'avaient organisé (l'un d'entre eux est aujourd'hui journaliste médical sur une chaîne TV publique, un autre dans un grand quotidien du soir).

Je me souviens de l'appariteur-homme-à-tout-faire de l'amphi. On l'appelait Tonton. Il boitait. Quand il prit sa retraite, il alla tenir la cafétéria de la faculté de médecine, bénévolement, avec sa femme. Elle et lui étaient les « mascottes » des étudiants. Leurs confidents, aussi.

Je me souviens de la bibliothèque. Une immense salle, vitrée de tous côtés. Les livres étaient disposés sur des rayons contre les murs, et l'on s'asseyait à de grandes tables de 4 ou 6. Elle était pleine les dix jours qui précédaient les examens, vide le reste du temps.

Nous la partagions avec les étudiants en pharmacie. Ceux-là, on les reconnaissait à ce qu'ils « n'avaient pas la tête d'étudiants en médecine ». Je me souviens de deux d'entre eux. Un couple. Lui les cheveux longs et blonds, de petites lunettes, un peu la tête de Laurent Fignon. Elle, splendide, un visage très fin, toujours en jeans moulants et chaussures à talons hauts. À croquer. Je rêvais de m'installer dans la même commune qu'eux. Je rêvais d'elle la nuit. Lui m'énervait prodigieusement parce que lorsqu'ils étaient assis côte à côte et lisaient, il tenait la main de son amie serrée fermement dans la sienne sous la table. C'est à peu près à cette époque-là que j'ai dû faire ma crise de féminisme…

Je me souviens des copains qu'on se faisait parce qu'en travaux dirigés, nous étions regroupés par ordre alphabétique. (Je connais peu de mes congénères au-dessus du V.)

Je me souviens de la façon dont nous parlions des stages, des patrons et des internes.

Je me souviens de la première dissection à laquelle j'ai assisté. Et ce souvenir fait émerger celui de la première et unique autopsie que j'ai vue. C'était celle d'une femme de 30 ou 35 ans. Elle avait été assassinée par son amant. Il lui avait tiré une salve de chevrotines à la tempe, une autre dans l'abdomen. Nous étions là, trois étudiants que notre patron d'alors, médecin légiste, avait conviés à cette séance. Je me souviens que nous avions tous trois sursauté violemment en le voyant inciser à grands coups de couteau de boucher les hématomes que la femme portait aux jambes, pour voir s'ils étaient apparus avant ou après sa mort. Je revois précisément le moment où on découpa la boîte crânienne.

Je me souviens du cinéma où j'ai vu en un an plus de films que dans les dix années précédentes.

Je me souviens de cette époque où je n'étais pas encore médecin et où de parfaits étrangers me confiaient leurs petites misères en prétextant que *je l'étais presque*.

LA RÉFORME DES ÉTUDES MÉDICALES

Je suis étudiant en cinquième année de médecine dans une fac de province, et je suis contre cette réforme, pour des raisons que je vais m'efforcer de préciser. Mais d'abord, venons-en à ce qui m'a poussé à écrire. D'abord un commentaire de France-Inter, qualifiant cette réforme de « revanche des généralistes sur les spécialistes », en faisant croire que l'aggravation du numerus clausus à l'entrée des études médicales permettra de former une proportion plus importante de généralistes, *dans de meilleures conditions* ; omettant, à propos de l'internat dit « qualifiant » (c'est-à-dire, donnant, lui seul, l'accès aux spécialités) de préciser que ne pourront s'y présenter que les étudiants ayant totalisé le plus grand nombre de points aux examens successifs de la deuxième à la cinquième année ! Ceci, chacun peut s'en rendre compte, va renforcer et raviver, cinq années durant, l'esprit de « saine compétition » et de bachotage effréné déjà présents la première année.

Le commentateur souligne la « revalorisation » du médecin généraliste par l'instauration du « résidanat ». En clair : un poste de responsabilité pour le futur généraliste dans un hôpital de la région, et ceci pendant deux ans. Il faut savoir que ce résidanat existe *déjà* ; que les étudiants en question sont (terminologie en cours dans le milieu) « faisant fonction d'interne » ou « FFI » dans des hôpitaux de seconde catégorie pendant leur septième année d'études, juste avant de passer la thèse. Le tarif *officiel* de rémunération de ces postes est de 667 francs par mois plus les gardes ; heureusement, les hôpitaux de province sont tellement démunis en « FFI » qu'ils augmentent quand même les tarifs.

Il faut noter, de plus, que ce sont, chacun de leur côté, les directeurs des petits hôpitaux et les étudiants qui se cherchent les uns les autres. Les facultés font très peu d'efforts pour améliorer le système en général. Ce qui changera donc, grâce à la réforme, c'est que les étudiants « non internables » feront leur « stage interné » rebaptisé « résidanat » dans les mêmes conditions, mais un an de plus, pour leur permettre de faire quelques jours de présence chez des praticiens. Ceci, notez le bien, existe déjà également ; les étudiants de DCEM 4 (6e année) ont, dans la faculté où j'étudie, la possibilité de faire un tel stage (facultatif) à raison de six demi-journées dans l'année scolaire (et c'est une faculté « pilote »).

Le stage est facultatif parce que le nombre de médecins qui acceptent de recevoir des étudiants et de faire leurs consultations et leurs visites avec eux est trop faible pour que tous en profitent. On ne voit pas très bien comment, dans les années futures, le ministère de la Santé pourra amener la situation à se modifier. Telle est la médecine libérale que les médecins font ce qu'ils veulent, et que rien ne peut les obliger à changer de pratique. (Surtout pas à confronter leur pratique à l'esprit plus ou moins critique de… leurs futurs confrères et concurrents !)

La médecine nous guette tous, envahit chaque seconde de la vie, elle est un droit que chacun revendique et le médecin est drôlement utile pour ne pas aller au travail (ce qui arrange bien chacun d'entre nous, à juste titre), mais aussi pour couvrir la « casse », de la dépression nerveuse à l'accident de chantier en passant par la « maladie professionnelle » que fait le travail sur chacun de nous – ce qui arrange bien qui-vous-savez.

Les informations sur la réforme sont fragmentaires et trompeuses pour un public non averti ; et que je me propose d'en compléter un peu la teneur.

Or donc, nous dit-on, il y a de moins en moins de généralistes parce que leur formation est négligée. Cela est un euphémisme. La « formation-du-futur-généraliste » est assurée par les hospitaliers, qui sont, bien sûr, des spécialistes, dans un milieu qui n'a *rien à voir* avec les conditions d'exercice de la ville ou de la campagne, sur des gens qui sont loin de leur famille, de leur profession, et surtout, des conditions dans lesquelles leur consentement déjà difficilement obtenue pourrait s'exercer. À l'hôpital, on traite des maladies, des syndromes, des pathologies, mais en aucun cas on ne s'occupe de *personnes*.

Le contact affectif est réduit à néant, la pudeur et la sensibilité n'ont pas cours (je défie n'importe quel médecin d'accepter de subir un toucher rectal – en français, un doigt dans le derrière – devant une assemblée composée de deux à seize personnes – mais ça n'est qu'une observation personnelle, d'autres ont vu mieux) ; le malade attend, subit, crève de faim, a froid ou chaud : il souffre et surtout de *silence*. Le dialogue entre les médecins et les externes (étudiants) est variable mais *jamais*, faut-il le préciser, dénué de paternalisme et de rapports de force. Bref, si on veut apprendre à aborder autrui – ce qui, n'en déplaise à mes maîtres, n'est pas, à mon avis, *inné* – ce n'est pas à l'hôpital que ce sera possible. D'autant que ce qui vous attend lors du premier remplacement en ville, ce n'est pas une personne soumise, à laquelle on fera ce qu'on voudra, mais un individu souvent pas si malade que ça, avec ses exigences, ses problèmes spécifiques, ses difficultés sexuelles, professionnelles, administratives, auxquelles il faudra bien faire face, médication à l'appui. (« Si je ne lui donne pas ce qu'il demande, il ira en voir un autre puisqu'on sera incapable de l'écouter ! » *Qu'est-ce que vous croyez ? un médecin c'est un mec paumé comme un autre !*)

Tout cela est soigneusement omis (et non pas caché) dans l'enseignement, qu'il soit magistral ou hospitalier.

En fait, produire des généralistes mal formés par l'hôpital, c'est mettre sur le marché des praticiens qui, inéluctablement, sont amenés à aiguiller les gens sur ces mêmes hôpitaux, à distribuer les médicaments qui y sont prescrits, à ne faire que la médecine qui y est pratiquée (pas question d'acupuncture, d'homéopathie, etc.).

Vous aurez remarqué les jolis effets de style de nos secrétaires d'État : on justifie le numerus clausus parce qu'il y a « trop » de médecins (lesquels ? ça n'est pas précisé), mais on explique la réforme parce qu'il n'y a pas assez de généralistes !

Or, ce qu'il faut voir, c'est que le médecin qui contribue le plus « efficacement », par son manque de formation, à l'instauration du système de santé actuel (SS gérée par le patronat ; contrôle des ouvriers en arrêt de travail par des médecins employés par ce même patronat ; non-application de la loi sur l'avortement, non-information de la population sur les maladies, la contraception, la façon de s'alimenter, de dormir, de baiser, de prendre ses vacances, de dire merde à son patron et au mode de vie), ce médecin, c'est le généraliste !

Il est ainsi logique que la réforme « favorise » la « formation des généralistes », puisqu'elle les empêche d'échapper à ce sort glorieux que sera leur pratique.

Non, les généralistes n'ont pas besoin d'être revalorisés. « Ceux qui ont besoin de », c'est *vous* et *moi*, chacun et chacune, et nous avons besoin de nous libérer de la normalisation médicale qui nous est peu à peu imposée, *réforme après réforme*.

Un « futur assassin » en 5e année à Tours

III

HISTOIRES DE MÉDECIN

L'année 1983 fut à tous points de vue une année charnière. En l'espace d'un an, je m'installai dans une commune de mille cinq cents habitants, au nord du Mans, je commençai à exercer au centre d'interruption de grossesse de l'hôpital général, et je lus dans les pages de *Pratiques* pour la première fois le nom de la revue *Prescrire*. Face à la désinformation systématique menée par l'industrie pharmaceutique, elle y était présentée comme une source objective sur le médicament. Ses coordonnées n'étaient pas précisées. En réponse à ma demande, la rédaction de *Pratiques* m'envoya un bulletin d'abonnement à *Prescrire*, découpé dans un numéro. Je m'abonnai. Après avoir lu quelques exemplaires de la toute jeune revue (elle était née en février 1981), je me mis bien sûr à envoyer des lettres. Cofondateur de la revue, adhérent du SMG, généraliste à Saint-Denis, Patrick Nochy était l'un des hommes les plus généreux qu'il m'ait été donné de rencontrer. Je lui écrivis pour demander s'il était possible de participer aux comités de rédaction. Par retour du courrier, il m'invita à venir.

Grande aventure que cette aventure-là. J'étais un jeune médecin fraîchement installé et je me retrouvais au milieu de praticiens chevronnés. Après des itinéraires variés (certains avaient suivi la filière classique ; d'autres, après avoir « fait 1968 », avaient été « clandestins » au début des années 1970), ils s'étaient regroupés sous la houlette de l'Unaformec – et, en particulier, celle de Pierre Ageorges, pionnier de la lutte pour la reconnaissance de la médecine générale – pour créer un outil d'information et de formation fiable et indépendant sur le médicament à l'usage des médecins et des pharmaciens. Et ça marchait… malgré un handicap évident. La quinzaine d'hommes et de femmes présents presque tous les jeudis – généralistes, hospitaliers, pharmacologues, pharmaciens – ne manquaient pas d'idées, mais seulement une poignée d'entre eux assuraient la partie proprement rédactionnelle. Encore très libertaire dans son organisation, *Prescrire* avait terriblement besoin de petites mains qui tiennent la plume. Je lisais l'anglais couramment, je n'avais pas peur de la page blanche. Dès la première réunion, on me confia des notes de lecture. C'est ainsi que tout commença.

Prescrire ne se contentait pas de pallier les insuffisances catastrophiques de l'enseignement médical officiel en portant un regard critique sur les discours et les documents que les visiteurs médicaux servent quotidiennement aux médecins en exercice pour les convaincre (avec une efficacité redoutable) de prescrire leurs produits. La revue accueillait avec intérêt, dans ses dernières pages, les lettres des lecteurs, dont le contenu débordait souvent le strict sujet du médicament. Début 1983, sous la responsabilité de Guy Frydman, homme remarquablement fin et subtil, pharmacien de son état, cette partie de la publication s'étoffa et devint « Lecteurs Magazine ». Véritable zone d'expression personnelle, elle accueillait des textes abordant les difficultés de l'exercice quotidien et les relations entre professionnels, mais aussi les erreurs diagnostiques (« Ça n'arrive qu'aux autres »), les doutes ou les questionnements (« états d'âme »), les coups de gueule (« Je le dis comme je le pense ») ou des recettes pratiques (« Trucs en troc »). Les textes reproduits ci-après furent publiés dans ces pages entre 1983 et 1986, la plupart sous la signature de « Marc Zaffran, Généraliste (72) ». Ils apparurent dans les différentes rubriques citées ci-dessus, au hasard des mois, du volume des contributions des lecteurs et de la tolérance du rédacteur en chef. Celui-ci, désireux de « ne pas voir apparaître mon nom à tout bout de champ » me conduisit parfois à user de deux pseudonymes : « Raphaël Marcœur » et « Martin Winckler ».

Prescrire m'offrait l'occasion idéale d'exercer pleinement mes deux activités. Je gagnais aussi bien ma vie en écrivant qu'en recevant dix patients par jour ; l'écriture dans les pages de *Prescrire* se nourrissait de ma jeune expérience de médecin et, en retour, la formation continue informelle que j'y acquérais bénéficiait directement aux personnes qui me consultaient. Très impliqué dans le « Magazine », je fus bientôt chargé des « Notes de lecture », dont le volume ne faisait que croître, puis bombardé rédacteur en chef adjoint à la fin de 1985. Afin de permettre aux lecteurs de s'exprimer sur des choses fondamentales, le « Magazine » les appela à alimenter des rubriques aussi stimulantes que « Le médecin malade », « Je me souviens... », « Fictions », « Les outils des généralistes » ou « Qu'est-ce qu'un bon médecin/un bon pharmacien ? ». Ceux qui prenaient la peine ou avaient le culot de le faire étaient quantitativement peu nombreux, mais certains récidivaient régulièrement, pour le plus grand bonheur des lecteurs et de presque tous les collaborateurs de la revue. À mon humble avis, les contributions publiées entre 1985 et 1989, qui provenaient de lecteurs de tous horizons et de pratiques extrêmement diverses, étaient d'une qualité jamais atteinte auparavant, ou depuis, dans une revue médicale française. *Prescrire* fut ainsi, hélas trop brièvement, la seule revue professionnelle à publier les regards des patients sur la pratique des médecins.

En 1987, le « Magazine » changea d'aspect, officiellement pour mieux coller à la réputation de « sérieux » acquise par la revue auprès des institutions et de l'industrie pharmaceutique. Signe des temps, le mot « Lecteurs » disparut, et cette zone devint « Prescrire Magazine ». Ses pages n'en accueillirent pas moins des contributions d'une sensibilité exceptionnelle, autour de sujets naguère tabou ou simplement méprisés comme la sexualité, la mort, ou l'usage du placebo. Mes interventions propres furent, à la ferme requête du rédacteur en chef, cantonnées à un unique billet d'humeur, baptisé « Dites Voir ».

Ma formation continue n'était pas exclusivement médicale. Grâce à Hervé Garrault et à Régine Ferrandis, respectivement directeur délégué et secrétaire de rédaction de *Prescrire,* je m'étais initié à l'usage alors pionnier de l'ordinateur et du traitement de texte. Fin 1987, j'acquis mon premier PC (il était muni, summum de modernisme, de deux lecteurs de disquettes souples de 5'25 !) et, parallèlement à mes activités journalistiques, je me consacrai à un texte déjà en travail depuis plusieurs mois, celui de mon premier roman, *La Vacation* (P.O.L., 1989).

Fin 1988, le rédacteur en chef de *Prescrire* – cocréateur de la revue et bourreau (de travail) rédactionnel, il en était peu à peu devenu le véritable patron – me fit comprendre que le « Magazine » ne correspondait pas au grand projet qu'il avait envisagé. Désireux de reprendre en main des pages beaucoup trop « subjectives » à son goût, il me poussa vers la sortie, comme il l'avait fait au cours des années précédentes avec de nombreux autres collaborateurs. Je quittai la revue courant 1989, quelques semaines après la publication de *La Vacation*. Curieusement, ce livre consacré aux sentiments des femmes et des soignants dans un service d'IVG fut très fraîchement accueilli par les collaborateurs de *Prescrire* qui avaient le plus vivement milité, dix ans plus tôt, en faveur d'une dépénalisation de l'avortement.

Le « Magazine » laissa la place au « Forum », suite de lettres mises en page à la queue leu leu, et l'expression personnelle fut remplacée par des courriers essentiellement consacrés aux soucis corporatistes. L'époque humaniste de la revue médicale française la plus originale du siècle avait vécu. Singulièrement, à mesure que la liste des collaborateurs s'allongeait dans l'« ours » – au point d'occuper une page entière en caractères minuscules ! – les signatures disparurent des articles scientifiques, remplacées par un sigle : © LRP.

Parallèlement, la revue instaurait un « Test de lecture », interrogation écrite annuelle des lecteurs, avec tableau d'honneur et remise de diplômes. Après s'être érigé en Serge July de la presse médicale, le grand timonier de La revue *Prescrire* en devenait le Bernard Pivot (version « Dicos d'Or »). Aux dernières nouvelles, il l'est toujours.

LA PREMIÈRE FOIS

Je me souviens de la première matinée que j'ai passée dans l'hôpital de ma ville. C'était après le concours de première année, mais avant les résultats. J'avais été embauché comme agent de service pour le mois de juillet.

Il faisait nuit quand je suis arrivé, puisqu'on commençait à six heures. Je revois le grand chariot à linge dans le couloir, la première chambre et la première malade. C'était une énorme femme couchée dans un lit bordé de barreaux. Je l'avais regardée, lui avais dit timidement bonjour et lui avais tendu le thermomètre d'un geste maladroit en baragouinant quelque chose comme « il faut prendre votre température ».

Mme L., l'autre agente qui, à ce moment-là, levait le store de la fenêtre, s'était retournée et m'avait lancé d'une voix glaciale : « Elle ne la prendra pas toute seule. »

Je me souviens de ma honte. La malade était hémiplégique et aphasique.

Il nous fallait des effort inouïs pour la tourner dans son lit, pour changer les draps mouillés, ou pour la savonner, ou pour frictionner sa peau autour des escarres sacrées. On mettait beaucoup de temps pour la faire manger. Elle mangeait presque tout ce qu'on lui proposait. Je revois précisément la façon dont elle me regardait quand j'entrais dans la chambre et chaque fois que je faisais quoi que ce soit près d'elle ou pour elle. Lui donner à boire, passer la serpillière, retaper ses oreillers, baisser le store quand il faisait trop chaud, soulever ses draps à la moindre occasion tant je redoutais de la laisser baigner dans ses excréments ne fût-ce que deux minutes.

Je me souviens m'être demandé sans arrêt ce qu'elle ressentait, ce qui pouvait se passer dans sa tête. Il m'était difficile de lui parler, et en même temps j'attendais qu'elle me fasse un signe, le plus petit signe pour m'indiquer qu'elle avait soif ou que, non, elle n'avait besoin de rien, enfin n'importe quoi qui me dise que ce que je faisais servait à quelque chose.

Elle n'était sûrement pas la seule dans le service ce mois-là, il y avait trente lits et beaucoup étaient occupés par des pensionnaires de l'hospice voisin. Pourtant, je ne me souviens que d'elle. C'est la première personne pour qui j'ai été un soignant.

LE JUSTE SALAIRE

Un dimanche pluvieux de mars. J'étais de garde. J'avais commencé tranquillement vers 10 heures et je prescrivais la Catalgine rituelle pour un énième enfant, fébrile mais pétant la forme, quand on m'a appelé.

Il y avait un vieux monsieur, là-bas, à l'autre bout du canton, qui gisait dans son lit avec une douleur thoracique... « Et il a déjà fait un infractus *(sic)*, Docteur... »

Oh ! Que je n'aime pas ça ! Les gardes ici ont ceci de particulier que, la plupart du temps, on vous y appelle pour des choses assez banales, mais que le dimanche rend, curieusement, intolérables : fièvre, démangeaisons, maux divers. En général, pas vraiment plus difficiles à soigner que les six autres jours de la semaine. D'habitude, tout baigne, on ne va pas en plus me rajouter de vraies urgences !

Tout en grommelant à l'idée qu'il ne s'agit peut-être que de la « douleur intercostale fatale » qui frappe « d'infractus » (non, ce n'est pas une coquille) tant de personnes mal dans leur peau, je me grouille un peu, quand même, on ne sait jamais.

M. D. est bien dans son lit, il n'a que 67 ans, mais ses traits sont ceux d'un homme plus vieux, fatigué, usé. Il a les deux mains posées sur sa poitrine, en croix, il souffle, il est pâle, il est couvert d'une sueur froide.

Sa femme (« qui fait de la dépression », me diront les enfants) est dans le lit à côté de lui, hagarde, incapable de bouger. Ce matin, M. D. a commencé à souffrir avant de se lever. Comme c'est lui qui se lève le premier et la « lève » ensuite, et qu'il n'a pas pu le faire, ils sont restés tous deux allongés.

Quand je l'examine, son cœur est lent et bat à 45-50 par minute, sa TA plafonne à 11, bref, il a tous les symptômes du malaise vagal en plus de sa douleur thoracique typique.

On est souvent pas très utiles, nous les « MG », on se sent un peu incapables de faire quoi que ce soit quelquefois.

Tout en le rassurant sans lui lâcher la main, j'ai demandé qu'on appelle une ambulance, j'ai rédigé un mot pour le cardiologue de garde à l'hôpital, je lui ai expliqué à ce pauvre M. D., qu'il fallait l'envoyer là-bas... Et je le regardais souffrir et surtout je voyais ce malaise, cette affreuse sensation de « s'en aller » qu'il ressentait, sans pouvoir rien y faire.

Rien ? Ben si. Tous les bouquins disent qu'une bradycardie pendant un infarctus justifie une injection d'atropine I.V. ou S.C.

Je sais bien. Mais je ne m'étais jamais trouvé devant la situation. Quelque part, pour des raisons qui n'ont rien de scientifique, j'ai peur de la lui faire, cette injection, comme si mon geste risquait de précipiter sa fin, au lieu de le soulager.

Je reste là, je lui parle, je tergiverse, j'hésite. L'ambulancier, quelle chance ! habite à dix mètres... mais, tout émotionné d'avoir à brancarder son voisin et ami, il met plus de temps que moi à venir.

Enfin le voilà ! Le brancard est dans le couloir...

Et c'est ce moment-là seulement que Mme D. et moi choisissons pour faire ce qui nous paraît le plus important, en l'occurrence et respectivement :

« Il faut que je vous paie. docteur, dit-elle, en sanglots.

— Il faut que je lui fasse une piqûre avant qu'il parte », je réponds en me levant d'un bond. Je sors pour chercher mes injectables dans la voiture ; il y a vingt-cinq minutes de trajet jusqu'au Mans, je ne vais pas le laisser voyager comme ça sans rien faire de plus. Je rentre. « Docteur, docteur, il faut que je vous paye. » Elle est tellement affolée (son mari va partir, il ne va pas bien, qu'est-ce qu'elle va devenir ?). Je la regarde, je tends la main. Je reçois non sans gêne la somme due, je l'empoche, et je vois avec étonnement que Mme D. prend un air soulagé...

Alors, je me tourne et demande cinq minutes de répit pour faire ma piqûre.

Nous l'avons mis sur le brancard, son fils l'a accompagné dans l'ambulance.

Deux heures plus tard, j'ai appelé la cardio, c'était Denis, un copain, qui était de garde. Il me dit que M. D. va mieux et que, mais si, c'était tout à fait logique de lui avoir fait de l'atropine ; d'ailleurs à son arrivée, il n'avait plus de bradycardie : il souffrait encore un peu, mais ça ira, on lui a fait de la morphine, c'est bien un infarctus mais ça se passe bien.

Le juste salaire.

Mme D. voulait me payer, se dédouaner à mon égard de quelque chose, et moi j'avais l'impression de n'avoir rien fait. Et c'est peut-être parce qu'elle m'a dit ce « docteur, il faut que je vous paie » que je me suis décidé à faire de l'atropine à son mari, que je me suis décidé à agir, à faire, malgré ma peur, quelque chose d'utile.

Le plus drôle, c'est que les enfants de M. D. ne s'y sont pas trompés. Le lendemain, ils ont rappelé plusieurs fois sans me trouver et puis enfin, le soir, la fille m'a dit : « Excusez-nous docteur, hier, dans l'affolement, on est parti si vite, on n'a pas pensé à vous payer la piqûre. »

UNE FAMILLE VERNIE

Il y a des gens à qui tout arrive. Et qui traversent presque tout avec une facilité dont on ne sait si elle relève de l'inconscience ou… de la chance. Prenez les Durand.

Le père, je l'ai vu arriver pour la première fois, un jour, véhiculé par un collègue de travail, et me disant : « Je sors de chez l'ophtalmo, je ne vois plus rien ! Il ne m'a rien dit, j'aimerais bien savoir quoi faire. »

« Plus rien voir » se manifestait, en l'occurrence, par une diplopie survenue le matin brutalement… Un petit examen rapide mettait en évidence la paralysie d'accommodation bilatérale, l'interrogatoire retrouvait l'absorption vingt-quatre heures plus tôt de « pâté » fait maison et un coup de fil motivé à la fois par l'inquiétude et par une certaine colère m'apprenait que, oui, l'ophtalmo avait constaté le phénomène, que non, il n'avait pas donné d'instructions particulières à ce patient… et que, ah oui, effectivement, ça pouvait être les premiers signes d'une intoxication botulinique, tout ça par contre sans aucune inquiétude ! Il avait fallu que j'explique à M. Durand que ça n'était pas prudent de rester comme ça. Mais lui ne voulait pas entendre parler de surveillance à l'hôpital. J'avais rusé en l'envoyant se faire faire un prélèvement là-bas le lendemain matin. Mes correspondants, alertés, avaient compris qu'il faudrait le retenir un peu.

N'empêche que la première nuit, je ne l'ai pas passée sans guetter la sonnerie du téléphone.

Mme Durand, la mère, je suis allé la voir quelques semaines plus tard… pour constater une grossesse de sept mois et demi qui n'avait jamais été déclarée. Ce n'est pas que les Durand aient vraiment voulu un autre enfant. Ils en avaient déjà quatre. Mais après leur dernier (pardon, leur avant-dernier), on ne leur avait pas prescrit de contraception…

Et comme par la suite, Mme Durand, enceinte à trois reprises en deux ans, avait fait trois fausses couches spontanées au 2e, 3e mois, elle s'était « crue » stérile. Son médecin n'avait pas « cru bon » de la détromper, ni de lui conseiller des précautions… et quand cette quatrième grossesse consécutive avait démarré, elle avait pensé « tout naturellement » qu'elle se « décrocherait » comme les précédentes… et puis la famille avait déménagé, etc., et pas le temps bien sûr d'aller consulter un médecin ! Jusqu'au moment où ils s'étaient dit que, quand même, faudrait prévoir l'accouchement…

La petite dernière, justement, elle avait quinze ou vingt jours lorsqu'on m'a appelé pour la voir. Pauvre crevette aux paupières serrées. Couverte comme au pôle Nord par ce temps radieux, elle était en plus affublée de l'inévitable coussin de Becker. « Elle vomit, docteur, elle vomit tous ses repas juste après le biberon, elle s'énerve, elle s'agite. Et notre deuxième, il a eu la sténose du pylore, alors on s'inquiète… »

C'était la première fois que je les voyais inquiets. Cette puce, elle régurgitait bien un peu, mais j'avais beau la palper, je ne sentais rien. À l'ausculter, je n'entendais pas de clapotis gastrique…

Je me suis dit, allez, va, on a beau en avoir eu déjà quatre, la cinquième vous inquiétera toujours, tiens…

Je les ai rassurés, j'ai prescrit du Gumilk, recommandé la position en décubitus ventral, conseillée par un « ça m'a intéressé » du dernier *Prescrire,* et je leur ai affirmé tranquillement que je ne pensais pas vraiment que c'était la sténose du pylore, et que ça n'était pas parce que l'un des précédents en avait eu une, que celle-ci…

On devrait toujours écouter l'inquiétude, surtout quand elle survient chez des gens « insouciants ».

Un mois plus tard, M. Durand, qui est très civil, m'a appelé pour me dire que « la fille, ça s'était passé pendant quinze jours-trois semaines et puis, samedi dernier, elle a remis ça, alors qu'il a fait ni une ni deux, qu'il l'a emmenée à l'hôpital, qu'ils lui ont fait une radio. Eh bien, Docteur, c'était la sténose du pylore alors je voulais vous en prévenir, Docteur ».

Je l'ai remercié de m'avoir prévenu très gentiment. Et de m'avoir appris que leur inquiétude, leur « sixième sens » de parents que je qualifiais « d'insouciants » valait bien mon pauvre sens clinique.

HOMME PUBLIC, HOMME PRIVÉ

Cela ne faisait pas très longtemps que je m'étais installé. Un jeune médecin dans une commune de quelques centaines d'habitants, même si sa clientèle n'est pas très développée, est quelqu'un d'important, je suppose. Voici qu'en effet, à l'occasion d'une échéance électorale, un des membres du conseil municipal vient me proposer de me joindre à sa liste. Comment fallait-il prendre cette proposition ? Comme une marque de confiance, certainement.

J'ai longtemps parlé avec mon interlocuteur, afin de lui expliquer pourquoi j'étais très touché par sa demande… mais désolé d'avoir à lui répondre par la négative. Plus, j'ai essayé de lui faire comprendre quelque chose que je sentais sans parvenir à l'exprimer exactement. Je ne voulais pas faire partie d'une liste électorale parce que je pressentais que la place d'« homme public » – celle de l'élu – ne s'accorde pas avec la fonction d'« homme privé » que je crois occuper en tant que médecin. La nature des relations qui se tissent entre les patients et moi ne pourrait qu'être, me semblait-il, modifiée par cet autre statut.

Mon interlocuteur n'a pas dû me comprendre puisqu'il est parti en concluant que je redoutais de m'attirer des inimitiés « en prenant parti ». J'ai bien vu qu'il était déçu. Parce qu'il avait été de ceux qui ont facilité mon installation, il était en droit d'attendre que je lui rende service. Mais je ne pouvais pas prendre une pareille décision simplement pour lui faire plaisir.

Quelques semaines ou quelques mois plus tard, j'ai eu l'occasion de le revoir, en consultation cette fois. Il traversait une épreuve difficile, de ces épreuves dont on ne peut parler à personne, sauf parfois à son médecin. C'est au cours d'une longue entrevue parmi d'autres que j'ai compris peu à peu ce que j'avais essayé de lui expliquer en déclinant son offre. Si j'avais choisi de devenir un homme public, aurait-il pu venir me confier ses secrets les plus personnels ? L'image que j'aurais donnée dans les débats publics ne serait-elle pas venue parasiter celle qu'il était en droit de trouver dans le secret du cabinet médical ? Si je l'avais laissé me choisir comme colistier, aurait-il pu encore me choisir comme médecin ?

Personnellement, je pense que non. En tout cas, je suis sûr que pour lui et pour beaucoup d'autres, je serais devenu un autre médecin que celui que je suis aujourd'hui. Ils ne sont pas rares les médecins qui sont aussi des élus. Mais quand on s'adresse à eux, à quelle fonction s'adresse-t-on ? À quel pouvoir ? Est-ce toujours clair ?

Je voulais qu'il n'y ait aucune ambiguïté dans les yeux de mes interlocuteurs. J'ai choisi de rester un « homme privé ». Exclusivement.

NOS DÉSIRS NE SONT PAS DES ORDRES

Il y a de ces choses qui irritent. L'autre jour, par exemple, on pouvait trébucher sur le titre suivant :

« Un malade sur deux vous désobéit. »

La publication qui affichait ce « scoop » reprenait une enquête réalisée en France auprès de deux cent vingt-cinq malades hospitalisés.

Les résultats sont intéressants :

– un patient sur trois ne respecte pas la posologie de son traitement ;

– un sur deux ne suit pas le traitement jusqu'au bout ;

– un sur trois oublie de le prendre.

Le court article conclut en précisant qu'une action « éducative » adaptée, visant à modifier des comportements aussi « désastreux » devrait comporter d'une part une information écrite précise (mais 30 % des patients ne lisent pas les notices des médicaments et 13 % seulement les trouvent insuffisantes), et d'autre part des conseils verbaux dispensés par pharmaciens et médecins.

Jusque-là, rien à dire ?

Eh bien, si !

Que signifie ce « vous désobéit » ? Les prescriptions des médecins sont-elles des ordres ?

Si c'est le cas, on peut effectivement regretter une telle indiscipline : d'après la même enquête, 41 % des patients s'arrêtent dès qu'ils vont mieux ; 9 % interrompent leur médicament à cause des effets « secondaires » ; 6 % prolongent la durée pour avoir une plus grande efficacité, etc.

On reste rêveur, mais cela veut tout de même dire au moins une chose : la prescription n'est pas parole d'évangile. Elle n'est que la trace d'une rencontre. Une rencontre qui, dans le quotidien du patient, peut ne rester qu'une anecdote, un incident.

Il ne faudrait pas oublier que malgré nos certitudes de médecins et quoi que nous en pensions, les patients restent eux-mêmes, c'est-à-dire négligents ou pointilleux, angoissés ou insouciants. Le seul fait de passer dans le cabinet de consultation ne les fait pas « nôtres », ne les assujettit pas irrémédiablement à notre point de vue, fût-il « éducatif ».

« Passer quelques minutes de plus » avec des patients pour leur expliquer précisément la nature de leur affection, le principe et les modalités de la thérapeutique, beaucoup d'entre nous ne le font probablement pas du tout, et rares sont ceux qui peuvent le faire à chaque fois. Mais un tel effort n'exige-t-il pas aussi de bien évaluer le besoin de se traiter qu'éprouve le patient lui-même ?

Une hypothyroïdienne qui ne se soignera pas finira par rechuter, et les inconvénients de sa maladie justifient largement à ses yeux la prise d'un comprimé d'hormone chaque jour.

Mais l'hypertendu de 40 ans, fumeur, buveur de café, obèse, conducteur de camion, comment lui faire comprendre que son 18/12 est dangereux à long terme ? Autant lui dire de vérifier ses freins. Nous savons qu'il y a beaucoup d'individus qui roulent avec des freins en mauvais état… et ne traitent pas leur hypertension. C'est donc que dans nos prescriptions, quelque chose ne « passe » pas…

L'individu, malade ou non, n'appartient qu'à lui-même. Sa « condition » de « patient » n'est qu'un état temporaire qui ne dure que le temps de la présence du médecin. Ce qui se passe ensuite reste sa responsabilité, même si nous avons aussi notre part de responsabilités lorsqu'il vient nous voir.

Passer plus de temps, oui : mais pas uniquement pour imposer un point de vue, ou, pire, nous assurer que nous serons « obéis ». Le patient qui nous demande une aide ne fera, finalement, que ce qu'il voudra bien faire.

Si nous voulons que notre avis ait un poids ou, mieux, une signification, il nous faut être attentifs :

– à l'autre d'abord : qu'est-il venu nous demander? Car n'oublions pas que c'est le patient qui fait la démarche, et que nos certitudes ne sont pas forcément les « bonnes » réponses à ses questions;

– à nous-mêmes, tout autant : gare aux prescriptions qui ne sont qu'un mode d'emploi repiqué dans le Vidal; aux ordonnances « réflexes » qui n'ont pour fonction que de clore la rencontre en nous déchargeant d'une prétendue « parcelle de savoir »; au graffiti refuge, au traitement « symptomatique » prescrit par impatience ou par gêne devant notre incapacité à cerner ce qui se présente à nous. Ces ordonnances-là, nous serions stupides de penser que les patients les suivront à la lettre.

Si nous voulons que nos prescriptions soient utiles, il nous incombe d'en faire sur le papier et, plus encore, dans nos esprits comme dans ceux des malades, tout autre chose que des « ordres ».

MAUX D'ESTOMACS

M. P. vient me voir un après-midi de juillet, juste avant de partir en vacances. Il a déjà vu deux médecins dans le courant de la semaine écoulée... d'abord le médecin de garde, dimanche, puis ma remplaçante, quelques jours plus tard. « J'ai encore ces maux d'estomac, docteur. »

Je consulte sa fiche. M. P. n'a pas d'antécédents particuliers. D'habitude, c'est surtout sa femme qui pose problème : lorsqu'elle ne fait pas une de ses spectaculaires coliques néphrétiques, elle m'amène le petit dernier pour sa énième otite. Ma remplaçante n'a rien trouvé de particulier lorsqu'il est venu la voir la dernière fois. Il présentait de violentes douleurs épigastriques, sans aucun caractère évocateur, ni périodicité, ni soulagement par l'alimentation. Bref, rien ! Elle lui a, au hasard, prescrit un pansement gastrique en lui conseillant de revenir si cela n'allait pas. Le voilà revenu. Je le réinterroge. Ses douleurs n'évoquent toujours rien de précis. Il souffre, voilà tout.

« Ça ne va pas mieux ? » (Je suis toujours inquiet quand les patients reviennent avec une douleur inchangée : c'est toujours très désagréable pour le moral. On se dit qu'on ne sert à rien, qu'on est une cloche, que le patient nous en veut et on est tenté de lui en vouloir à notre tour pour la mauvaise volonté qu'il met à se laisser soulager par nos bons soins...).

« Ça ne va pas mieux ?

— Oh ! si docteur ! Quand même... mais c'est pas le plâtre que m'a donné votre remplaçante qui m'a soulagé... J'ai pris le médicament que son docteur avait donné à mon frère lorsqu'il avait fait un ulcère à l'estomac... »

M. P. se tourne vers son épouse qui sort de son sac à main et exhibe fièrement une boîte de... Tagamet !

Je me mets à hurler, à lui dire qu'il est fou de prendre n'importe quoi sans me le demander, surtout-un-produit-actif-qui-est-parfois-toxique-quand-on-le-prend-n'importe-comment et d'ailleurs je veux bien que son frère ait fait un « ulcère à l'estomac » il y a un an, mais ça ne prouve en aucune façon que lui en ait un aujourd'hui !

En tout cas, si c'était le cas, ce serait à moi, le médecin, de le lui dire ! Non ?

M. P. qui, lui, n'est pas nerveux, m'écoute poliment faire mon numéro de clown et, quand je me suis bien dépensé, il me dit : « Bien sûr, docteur, c'est pas pour vous contredire, mais vous voyez, mon frère, c'est mon frère jumeau ! »

Grand silence. Bruits divers de salive difficilement déglutie. Jumeau ? C'est un vrai jumeau ?

« Ah ! ça oui ! dit Mme P. Ma belle-sœur et moi, on les confond ! »

M. et Mme P. partaient en vacances quelques jours plus tard. Plutôt que de continuer à discuter, j'ai pris mon téléphone et j'ai demandé un rendez-vous urgent au gastro-entérologue qui pratique les fibroscopies au centre hospitalier voisin.

Trois jours plus tard, M. P. est revenu, entre deux valises à charger, me porter le mot manuscrit que venait de lui confier le spécialiste. Il portait cette phrase laconique : « Mon cher confrère, comme vous le soupçonniez, M. P… est effectivement porteur d'un magnifique ulcère bulbaire de huit millimètres. »

M. P. me dit timidement : « Il m'a dit qu'il faudrait que je continue à en prendre… Vous savez, le médicament de mon frère… »

HISTOIRE D'APOPHYSE

Un beau lundi matin d'hiver, je suis appelé chez Mlle S. Elle se lève péniblement de son lit, piétine vers moi en boitant. « C'est le mal de dos », dit-elle. Drôle de mal de dos. C'est apparu le matin d'avant, ça a l'air de lui faire terriblement mal, elle n'a pas dormi de la nuit, rien ne la calme, aucune position ne la soulage. Quand je l'examine, les mouvements ne sont pas douloureux, elle plie dans tous les sens, peut faire les pieds au mur et la roue. Ça ne fait ni plus mal... ni moins. D'ailleurs, ce n'est pas son rachis qui est douloureux, c'est sa fosse lombaire.

« Ah ! je vois ce que c'est, dis-je, docte et dominateur... Vous avez une colique néphrétique... » D'ailleurs, elle me précise qu'elle a l'impression de sentir sa douleur irradier jusque dans l'aine... Enfin, quand même, une colique néphrétique qui serait là depuis près de 36 heures, et sans aucun signe général...

Mon beau diagnostic a tout l'air d'un ballon mal gonflé. Par acquis de conscience, je lui prescris des antalgiques banals et... un cliché d'abdomen sans préparation qui, comme chacun sait, a le double avantage de montrer l'abdomen et le rachis.

Le lendemain est mon jour de congé. C'est Anne, ma remplaçante, qui revoit la jeune femme avec son cliché.

Le soir, quand je rentre, Anne me dit :

« C'était pas une colique néphrétique.

— Ah ! bon ?

— Non. Elle a une fracture de l'apophyse transverse de sa troisième lombaire...

— Hein ? »

Panique à bord. On regarde le cliché. Anne a de l'œil. Plus que le radiologue, qui, sans doute « induit » par ma « suspicion de colique néphrétique », ne mentionne pas la fracture pourtant bien visible.

(Intérieurement je remercie le ciel d'avoir donné à Anne un Œil de Faucon ; et si moi non plus je n'avais pas vu cette fracture ? Eh bien ! j'en aurais été un vrai !)

« Mais, dit Anne, elle n'est pas tombée, elle n'a pas fait d'effort, elle n'a pas reçu de coup. Une apophyse transverse, ça ne se casse pas comme ça... »

Allez savoir ce que ça cache. Qu'est-ce qui provoque une fracture spontanée chez une femme de 26 ans... une saloperie, sûrement.

Pour en avoir le cœur net, je rappelle la patiente. Ah ! elle va beaucoup mieux… depuis qu'Anne lui a prescrit des anti-inflammatoires pour aider la résorption de son probable hématome du psoas.

« Dites-moi, vous n'avez pas reçu de coup ?

— Non, non.

— Et vous n'étiez pas tombée, avant de commencer à avoir mal…

— (silence d'hésitation)…Non, non.

— Vous êtes sûre ?

— Ben, bon, si, je suis tombée, mais ça n'a aucun rapport.

— Tombée comment ?

— Eh bien, d'un mur, en chahutant la veille au soir… je suis tombée sur le côté droit, mais je n'ai pas eu mal, sur le coup… (Ben tiens…) »

L'histoire ne se termine pas tout à fait là. Quinze jours plus tard, je reçois en consultation le compagnon de Mlle S. Il me dit qu'elle ne souffre plus du tout. Je lui explique, un peu aigre, que je trouve saumâtre d'avoir dû interroger son amie trois fois avant d'avoir obtenu qu'elle nous raconte sa chute… ça m'aurait évité de me faire du souci pour rien.

« Remarquez, dit-il, quand vous êtes venu l'autre jour, je le savais bien, moi, qu'elle était tombée et je me doutais bien que sa douleur venait de là. »

Estomaqué, je bafouille :

« Et pourquoi ne me l'avez-vous pas dit ? Je l'ai interrogée et examinée devant vous !

— Je pensais que c'était SON problème, répond l'autre, serein. »

MAUVAIS TRAITEMENTS

D'abord, je l'avais vue pour des douleurs abdominales. Appelé à son domicile, je l'avais trouvée au lit, et, si elle avait l'air de souffrir beaucoup, l'état de désordre dans lequel se trouvait la maison, le mari pas causant, les enfants courant dans tous les sens, tout me faisait penser qu'elle ne devait pas souffrir du ventre seulement.

Comme de bien entendu, je m'étais mis à redouter le pire, elle avait eu droit à sa fibroscopie, à son lavement baryté et à son échographie abdominale, sans aucun succès. Un soir, elle était venue sur rendez-vous me demander pourquoi on ne lui trouvait rien.

J'avais fini par mettre les pieds dans le plat et demandé si, par hasard, elle n'avait pas tout un tas de raisons d'aller mal.

Elle était restée silencieuse un moment, et puis s'était mise à parler, sans plus pouvoir s'arrêter, de son mari, de ses enfants, de sa mère qui n'avait pas voulu d'elle, du beau-père qui l'avait violée quand elle avait 13 ans, de sa frigidité, et de tant d'autres choses qui ne demandaient qu'à déborder, se faire entendre de quelqu'un d'un peu attentif...

Elle était sortie de là plus souriante, plus calme, plus tranquille. Je la revoyais de temps en temps, quand elle allait moins bien, ou je voyais le mari qui lui aussi avait ses phases de déprime, à cause de l'accident qui l'avait amputé d'un doigt, et de son incapacité, depuis, à reprendre le métier qu'il avait toujours aimé, l'ébénisterie.

Et puis, je les revis plus rarement. Ça avait l'air d'aller mieux, sauf, justement, malgré les confidences et les paroles rassurantes, ces douleurs abdominales qui venaient et repartaient sans crier gare, et sans qu'aucun des antalgiques prescrits la soulage de façon durable. Elle supportait mieux d'avoir mal, mais ça n'avait pas disparu.

Plusieurs mois plus tard, elle vint me voir pour un de ses enfants, me disant qu'il avait des vers, qu'elle avait l'habitude, qu'il suffisait que je lui prescrive de quoi soigner toute la famille. Je fis une ordonnance pour un tombereau de Combantrin.

Quinze jours plus tard, la revoilà dans ma salle d'attente, me disant que ses gamins, ça va, mais qu'elle a eu beau se soigner, elle aussi, elle a encore des vers. « D'ailleurs, tenez !... »

Et elle sort de son sac et me tend deux bouts de papier entre lesquels se trouvent des choses informes. Je ne m'attarde pas sur cette pièce à conviction, je me dis qu'elle pousse un peu, je lui remarque du Combantrin et je la renvoie chez elle avec de bonnes paroles.

Ce n'est que lorsqu'elle revint une troisième fois pour la même chose que je commençai à me poser des questions. Si le traitement ne marchait pas, c'est peut-être parce que je ne traitais pas ce qu'il fallait ?

J'aurais dû me poser cette question-là plus tôt.

Quand l'examen parasitologique des selles est revenu avec la réponse, je me suis senti plutôt bête.

Je suis allé, grincheux et penaud, déposer chez elle l'ordonnance que j'aurais pu lui faire trois mois auparavant, si je n'avais essayé de chercher la cause de ses douleurs à mi-chemin entre le cancer et la névrose.

Une chose est sûre, en tout cas. La psychothérapie-de-soutien au cabinet du généraliste, c'est pas mal, ça aide (peut-être...) les gens à mieux supporter leurs misères familiales et sexuelles mais ça ne vaut pas un clou contre les Taenia !

MES GAGES

Il y en a qui savent très bien combien c'est. D'ailleurs, je me suis fait un point d'honneur d'afficher les tarifs dans la salle d'attente. Il y en a d'autres qui ne savent jamais : « Je viens si peu souvent »...

Il y en a qui, chaque fois, hésitent et demandent combien ils me doivent, me regardent écrire le montant sur la feuille de maladie, la regardent encore avant de me payer. Il y en a d'autres qui ont déjà préparé le chèque, montant, ordre, date et signature, et l'ont sorti de leur portefeuille avant que j'aie rempli l'ordonnance. « Ça gagne du temps ».

Il y en a qui attendent la fin de la consultation ou de la visite pour dire qu'ils n'ont pas d'argent. Ils ne sont pas très nombreux. Mais il y en a d'autres qui le disent d'emblée, d'un air embarrassé, ou avec une sorte de défi dans la voix. Ceux-là sont vraiment rares. Il y en a un (un seul) qui ne peut jamais me payer le jour même, mais « dans deux ou trois jours, sans faute ». Et c'est vrai.

Il y en a qui ouvrent leur porte-monnaie avec un sourire complice : « J'ai pensé à vous, docteur ! » et alignent fièrement des pièces sur la table ; je reçois cette monnaie et leur attention comme quelque chose en plus. Il y en a, en revanche, qui me sortent un billet de cinq cents francs comme s'ils n'avaient jamais que ça en poche. Ceux-là, franchement, je me demande s'ils ont envie de me payer.

Il y en a qui demandent timidement si j'accepte les chèques, qui ouvrent leur chéquier sur leurs genoux sans oser le poser sur la table et qui, alors qu'ils écrivent dans cette position plutôt inconfortable, risquent un : « Est-ce que je peux encore vous demander quelque chose ? »

Beaucoup laissent leur chèque en blanc ; quelques-uns demandent : « À l'ordre de qui je le fais ? » et cette question ne laisse pas de m'étonner ; les rares qui inscrivent spontanément mon nom en entier et sans faute d'orthographe ne savent pas à quel point ils me font plaisir. Une fois, une patiente a rédigé son chèque au nom d'un de mes confrères du coin...

Il y a ceux qui n'ont jamais ce qu'il faut pour remplir leur chèque et lorgnent d'un œil envieux mon beau stylo laqué (Ttt-ttt, je ne le prête pas!...). D'autres refusent le stylo que je leur tends et fouillent un quart d'heure dans leurs poches ou leur sac pour en trouver un, tout mal foutu, et qui n'écrit pas.

Il y en a qui, de toute évidence, payent pour pouvoir s'en aller. Il y en a d'autres qui ne veulent pas s'en aller, qui ne se lèvent que lorsque je leur tends ostensiblement l'ordonnance et la feuille de maladie, et s'exclament : « Ah ! ben faut que je vous paie, quand même ! ».

Il y a... les gens qui reviennent apporter des œufs ou des haricots verts ou des fraises : « C'est pour vos enfants, docteur ! Ils aiment ça, au moins ? » ; les enfants qui arrachent le billet ou le chèque des mains de leur mère pour me payer eux-mêmes ; les maris grippés qui, du fond de leur lit, m'annoncent d'une voix mourante que leur femme est partie tout à l'heure en emportant le chéquier ; les vieilles qui apostrophent leur vieux : « Paie-le donc, tu vois bien qu'on le retarde ! »

Il y en a qui oublient de payer en sortant. Je m'en rends toujours compte. Mais je ne le fais pas remarquer à chaque fois. Certains reviennent dix minutes plus tard et je les retrouve rouges et confus, debout dans la salle d'attente. D'autres, lancent à la consultation suivante : « Et puis je vous dois de l'argent de la dernière fois, ça fait combien tout ça ? »

Un jour, il y a un an ou deux, une femme a débarqué en hurlant que son bébé étouffait. Je l'ai reçue entre deux patients impressionnés. Le bébé n'avait pas grand-chose. Je n'ai presque rien prescrit. Elle m'a fait un chèque en bois. Elle n'est jamais revenue depuis. J'ai gardé le chèque.

"TRUCS EN TROC" : EXISTE-T-IL UN MOYEN POUR ÉVITER QU'UN ENFANT SUCE SON POUCE DURANT LE SOMMEIL ?

La succion du pouce pendant le sommeil résulte de la conjonction de quatre éléments congruents : le sommeil; le pouce; la bouche de l'enfant; l'enfant. On peut donc agir sur chacun ou tous ces éléments à la fois, ou sur un cinquième élément que nous envisagerons à la fin de cet article.

Le sommeil. Il est trivial de faire à notre éminent confrère la suggestion suivante : empêchez l'enfant de dormir. Il ne pourra pas sucer son pouce durant son sommeil. Mais si cette méthode a le mérite de la simplicité, elle présente un inconvénient; au bout de quelques semaines sans sommeil, l'enfant perd du dynamisme, puis du poids, puis tombe dans un coma terminal. Cette issue malheureuse est en général mal vécue par l'entourage. Parfois même plus mal que la succion du pouce.

Le pouce. Les méthodes brutales de dissuasion ont heureusement fait leur temps; nous les signalons pour mémoire :

– attacher le pouce aux autres doigts;

– attacher les mains aux barreaux du lit ou derrière le dos;

– couper le pouce et réimplanter un gros orteil à la place (l'odeur serait dissuasive);

– enduire le pouce de poix, de vinaigre, de moutarde, de Harissa, etc.;

– plâtrer le bras en position d'abduction maximale (méthode gracieusement communiquée par le docteur P. Ageorges).

Des méthodes plus scientifiques sont actuellement à notre disposition depuis les récents progrès de l'électronique et de la biologie :

– brancher une alarme entre pouce et bouche (dès que les deux font contact, un carillon sonne au commissariat voisin) ;

– immuniser l'enfant contre les cellules de son propre pouce ; la succion, via les IgA de la salive, créera un eczéma de contact fort désagréable ;

– déconditionner l'enfant dans une boîte de Skinner : chaque succion du pouce déclenche cinq minutes de hurlements (vampires, loups-garous, goules). Trois jours de séances répétées sont salutaires. La succion devient source d'angoisse. Inconvénient : le conditionnement étant parfois trop parfait, certains enfants refusent ensuite absolument d'approcher les doigts à moins de 10 cm de leur visage. On est en général alors obligés de les nourrir à la cuillère jusqu'à l'âge de 25-30 ans.

La bouche de l'enfant. Il est possible d'équiper les mâchoires de ces enfants suceurs de dents aussi coupantes que des lames de rasoir. Après enquête auprès d'un ancien patient ainsi équipé, nous sommes en mesure de certifier que celui-ci ne suce plus ses pouces (en tout cas pas depuis son douzième séjour aux « Enfants-Malades »).

Il est possible par ailleurs de rendre la cavité buccale inhabitable au pouce (prothèse de langue en papier de verre, implantation de pseudo-glandes salivaires contenant de l'acide prussique etc.) ou impénétrable (méthode Fichet-Bauche). Ces deux méthodes, mais particulièrement la dernière, rendent cependant obligatoire la pose à demeure d'une sonde de gavage nasogastrique (voir le dossier « Chirurgie et Réanimation des Enfants Suceurs », *Prescrire* n° 112).

L'enfant. Rappelons que des fœtus sucent leur pouce *in utero*. On n'a pas encore découvert le moyen de les en empêcher. Cependant un fœtus n'est pas encore un enfant. Il n'est donc pas de notre sujet de le prendre en compte dans cet exposé ; notons toutefois que certaines expérimentations de la maternité de Pithiviers (45) ont démontré que l'exposition des femmes enceintes à la musique rock (de préférence « Turista » des Slash et « Wish you were Mère » de Ping Flotte) a pour effet de faire réagir le fœtus, qui, ouvrant la bouche, brandit son pouce en criant « Gllib » (prononciation fœtale, en milieu liquidien, du mot « Super ! ») [1].

Le seul moyen d'agir sur l'enfant en tant que tel est bien d'attendre... qu'il soit un adulte. Une étude prospective, portant sur 12 327 enfants des deux sexes (appariés selon l'âge, le milieu socio-économique, les antécédents familiaux et fœtaux de succion) a suivi l'évolution de 6 163 enfants suceurs-de-pouces-nocturnes pendant trente-cinq ans. Les résultats sont éloquents, puisque (même s'il ne s'agit ici que de résultats partiels, donc sujets à nuances) 98,2 % des sujets cessent à un âge compris entre 3 et 19 ans de sucer leur pouce, pour le remplacer par un goulot de bouteille, un filtre de cigarette, ou un flacon de dissolvant : certains, stimulés par les tentatives de remise à l'ordre de leurs parents, vont jusqu'à le remplacer entre leurs dents... par un sifflet. Vous en avez sûrement un dans votre voisinage. C'est lui qui suce au carrefour. Le groupe témoin n'est pas moins intéressant puisqu'une proportion notable des enfants suivis (entre 12 % et 38 % selon l'âge) présente à l'âge adulte des activités de succion concernant divers objets... (sucettes, esquimaux géants, clarinette et autres instruments à anche, pipette de laborantine, stylo bille, sarbacanes, etc.).

Cinquième élément. Il y a enfin une autre façon, radicalement différente des précédentes, d'envisager le problème : se tourner vers le(s) parent(s). En effet, la plainte « il suce son pouce en dormant » pro-

1. Audents, M., Rock around the cloque, Seuil, Paris, 1985.

vient en général non pas de l'enfant lui-même, mais le plus souvent du parent du même sexe. On est donc en droit d'interroger ce dernier sur la raison de son intolérance à l'égard d'un symptôme somme toute banal.

Une enquête minutieuse et un interrogatoire soigneux (presque policier) permettent de faire apparaître, neuf fois sur dix, l'existence du même symptôme dans la petite enfance du parent qui consulte, symptôme activement refoulé à l'âge adulte, et non remplacé ! La levée du refoulement par une thérapeutique spécifique [1] qui, malheureusement, ne se pratique que dans certains centres, permet la disparition de l'inhibition succionnelle et de l'angoisse qui s'y rattache. Le parent peut à nouveau sucer son propre pouce puisque la castration primaire est enfin sublimée.

L'identification de l'enfant au parent suceur permet la maturation et le passage du stade oral au stade génital oblatif, pour lequel nous savons que les activités de succion persistent... mais ne s'adressent plus au seul pouce.

Comme on le voit, il existe de nombreuses solutions au problème que nous soumet notre confrère.

Celle qui a été retenue par la majorité des auteurs américains consiste tout simplement à remplacer le pouce par une... tétine.

Celle-ci présente de multiples avantages, comme par exemple de se laver au savon et à l'eau tiède, et de se placer facilement dans la bouche dès que le parent trouve que l'enfant parle trop (alors que, curieusement, les parents des suceurs de pouce trouvent que ceux-ci parlent mal ou pas du tout).

Évidemment, dans le cas où l'enfant est « accro » à la tétine, se pose une question qui ne nous est pas

1. Psychothérapie oro-unguéale de Chew et Ewing.

parvenue encore à la rubrique « Trucs en troc » : « Comment l'empêcher de sucer sa tétine »... Mais ceci est une autre histoire.

La liste de tous ces « petits moyens » n'est bien sûr pas exhaustive. Dans tous les cas, le fait de sucer son pouce n'est qu'un symptôme, et ce symptôme doit être apprécié à sa juste valeur ; comme le disait très justement un éditorialiste anglo-saxon dans un article récemment consacré au même sujet [1] : « *En matière de pouce, toute mesure doit être correctement pesée avant d'être mise sur pied.* »

Nous laisserons nos lecteurs méditer sur cette phaze pavole [2].

Raphaël Marcœur, un ancien suceur (index-majeur-et-annulaire) de la maternité d'Alger.

JE VIENS DE PERDRE UN CLIENT

Il sort de mon cabinet, il est en colère, il m'en veut, il n'est pas content de moi, je le sais. Sa femme le voyait bien, elle s'est empressée de me payer pour mettre fin à la discussion, et malgré leurs paroles polies, je suis à peu près sûr que je ne les reverrai jamais, ni l'un ni l'autre.

Je sais pourquoi il n'est pas content : parce que je ne lui ai pas prescrit de Lipanthyl pour ses 3,00 g de cholestérol et ses 6,00 g de triglycérides.

Parce que je lui ai dit que ça ne servirait à rien de lui prescrire du Lipanthyl tant qu'il mangerait chaque jour des « grillades » cuites dans une cuillère à soupe d'huile, *et* deux œufs sur le plat, *et* des

1. Thumb, T., Mouthfull or Foul Moose, B.M.J., 289: 7-77, 1985.
2. Les deux derniers mots de cette phrase sont à lire à haute voix et le pouce sur la langue.

rillettes, *et* des saucisses, *et* les six carrés de chocolat qu'il s'offre au repas du soir…

Parce que je lui ai dit qu'à son âge (60 ans), je ne savais pas si le fait de faire baisser son cholestérol et ses triglycérides sanguins servirait à quelque chose, mais que j'étais sûr que le fait de lui prescrire du Lipanthyl ne servirait à rien non plus tant qu'il mangerait ainsi. J'ai bien insisté sur le fait que je ne trouvais pas forcément dramatique qu'il continue à manger tout ça si cela lui faisait plaisir, et que je n'étais pas vraiment horrifié par les chiffres de lipides qu'il avait : ça fait des années que c'est comme ça. J'ai bien insisté aussi sur le fait que je n'en faisais pas, en ce qui me concerne, une affaire personnelle, que j'avais bien conscience que ce que je lui disais sur sa façon de manger devait le bousculer, que mon rôle n'était pas de le frustrer de ses plaisirs, et Dieu sait que bouffer, ça fait plaisir ! Mais je sais très bien qu'il n'en a cure, qu'il voit ces chiffres fatidiques sur le papier, que tout le monde dit que « c'est bien de trop », et qu'il n'y a vraiment que moi pour ne pas en faire tout un fromage (maigre…) et que « j'aurais dû lui prescrire un médicament ».

Ce qui m'apparaît évident en cet instant, alors que j'écris cette histoire, c'est que je viens d'être confronté à un problème quotidien du métier de médecin : l'opposition qu'il peut y avoir entre ce que croit le médecin (ou ce qu'il croit savoir) et ce que croit ou croit savoir le patient qui vient le voir.

La relation médecin-patient est multiple, et l'une des facettes de cette relation est le constant marchandage qui peut exister entre les deux protagonistes.

Ce patient-ci, M. F., j'ai commencé à le voir pour son asthme, parce qu'il avait « entendu dire » que je « soignais ça bien ». (Il suffit parfois d'arriver au bon moment chez un patient, au moment où spontanément il va aller mieux et tout de suite ledit patient fait courir des bruits de miracle...). Au bout de plusieurs mois de tentatives plus ou moins fructueuses pour tenter de soulager son bronchospasme, il m'avait délivré un *satisfecit*... en m'annonçant que dorénavant, il ne viendrait plus voir que moi ! (L'Autre, celui qui le suivait avant, il avait continué à aller le voir pour qu'il lui renouvelle son ordonnance de... Lipanthyl, bien sûr !) Que, comme j'avais « bien travaillé », eh bien je le soignerais « complètement » (voyez comme tout cela est subjectif : je ne le trouvais ni mieux, ni moins bien que lorsqu'il était venu la première fois, la seule différence c'est qu'il ne tremblait plus par surdosage en théophylline) ; et que maintenant, « il faudrait s'occuper de son cholestérol », parce que à cause de son séjour en clinique pour soigner sa hanche, il avait arrêté le Lipanthyl, et que sûrement, je devais lui prescrire une prise de sang parce que « ça avait dû remonter ».

Va pour la prise de sang, ça permet de temporiser...

Je lui ai aussi tout de même demandé de noter ce qu'il mangeait, et les voilà qui reviennent me voir, sa femme et lui, avec leur petit cahier où elle a pris la peine de tout noter (lui ne voulait pas s'y astreindre). Je leur fais doucement remarquer qu'avec un régime alimentaire comprenant chaque jour simultanément tous les aliments cités plus haut, je ne voyais pas comment il aurait pu avoir moins de lipides circulants...

Je n'aurais sans doute pas dû procéder comme je l'ai fait, j'aurais sans doute pu être plus subtil, plus patient, plus compréhensif, mais voilà, aujourd'hui je me trouvais confronté à un problème bien simple et complexe à la fois : je venais d'atteindre les limites de son désir de coopérer, avec mes petits conseils, je lui refusais ce qu'il me demandait parce que de toute évidence, il ne demandait que cela ; même si j'avais eu cent bonnes raisons de ne pas lui prescrire son

Lipanthyl – en plus des deux ou trois que je me donne, et dont je ne suis sûr que d'une chose, c'est qu'elles reflètent ce que je pense et c'est tout – je n'avais qu'une alternative : le satisfaire ou le frustrer.

Ce soir-là, j'étais fatigué, je n'ai pas eu le courage de chercher une solution de rechange, de temporiser encore, de biaiser. Je lui ai dit les choses comme je les pensais. C'est ce moment-là, le bougre, qu'il a choisi pour m'asséner que son asthme « ça va nettement moins bien depuis trois jours ! Jusqu'à présent, vous aviez bien travaillé, mais là… ».

Alors, j'ai soupiré, de fatigue et de tristesse (le dur labeur du praticien voué corps et âme à ses patients…) et je lui ai dit simplement que je ne pouvais pas faire mon travail en cherchant avant tout à lui faire plaisir.

À vrai dire, ce qui vient de se passer, je le sentais venir depuis longtemps. Certains jours on transige un peu (on prescrit un sirop pour rassurer alors qu'on voudrait que la seule parole ait rempli cette fonction ; on prescrit un bilan sanguin parce qu'on sait que rien d'autre ne pourra persuader Mme Untel que sa petite fille n'a pas une leucémie, etc.). D'autres fois, on sait être tellement persuasif et sûr de soi que le patient part en oubliant l'ordonnance sur le bureau… Et parfois, il y a des patients qui n'en finissent pas d'exiger, de demander, d'attendre qu'on leur donne ce qu'ils veulent. Et on sait qu'un jour ou l'autre le problème va se poser : on va arriver dans un passage trop étroit pour qu'y cheminent simultanément nos propres convictions et celles de notre interlocuteur…

C'est cela qui s'est passé avec M. F., ce soir.

Il est sorti mécontent, et il va très certainement aller en voir un autre. Et c'est son droit le plus strict.

Comme c'est le mien d'être orgueilleux et de refuser de me soumettre pour son plaisir ou pour qu'il continue à me renvoyer l'image flatteuse et idéale qu'il s'était forgée du « bon médecin » que j'aurais dû être.

Mais des fois, c'est vraiment difficile d'être héroïque…

FLASH SPÉCIAL

Une salle d'attente vide. Un médecin qui attend le rare client. 16 h 45 : ding dong, la porte qui s'ouvre et se referme. Le médecin jette un œil dans la salle d'attente. Oh, non ! encore elle…

L'énorme Madame Renard, 80 ans, 98 kg, est sur sa chaise habituelle, assise une fesse sur le bois, une fesse en l'air, son bon sourire de bonne grosse vieille paysanne aux lèvres.

Elle se lève en voyant la tête du « petit docteur », passe devant lui sans le regarder, va s'asseoir directement sur le siège du patient ; son sourire s'efface d'un coup ; elle se met à se pencher sur le côté ; met sa large main sur son imposant sein gauche et dit : « Ah, docteur, si vous saviez comme j'ai mal, si vous saviez, je souffre, docteur, c'est vrai, j'comprends pas pourquoi c'est-y qu'je souffre autant, ça qu'y allait si bien jusqu'ici et voilà qu'ce matin ça m'jette, je me sens tout alourdie, et dans le temps mon mari i'm'touchait quand c'est-y qu'j'avais mal mais maintenant i veut plus et i m'dit tia qu'à aller voir ton petit docteur ! Alors me vl'a que je viens pour que vous m'consultiez ! Mais je souffre, vous savez, je souffre, c'est pas Dieu possible ! »

Alors le petit docteur s'assied sur son fauteuil de petit docteur, pose ses coudes sur la table, son menton sur ses mains, et dit :

« Alors, qu'est-ce qui vous a contrariée cette fois-ci, Marguerite ? »

Et la Mère Renard lâche son sein, lève la tête, se penche vers son « petit docteur » et lui raconte les dernières nouvelles du bourg.

INTERPELLATION

L'autre jour, j'étais assis à la table de cuisine de Mme B., et je rédigeais l'ordonnance destinée à son petit garçon lorsque, me voyant prêt à ranger mes affaires, la maman me demanda : « Docteur, qu'est-ce que vous pensez de l'homéopathie ? » J'ai retourné la question à mon interlocutrice : « Pourquoi me demandez-vous ça ?

— Eh bien, parce que... »

Et elle me raconte combien, quelques années auparavant, un médecin homéopathe l'a aidée à traverser une étape difficile de sa vie. Je lui fais remarquer qu'elle me paraît, à l'entendre, en dire plus sur la qualité du médecin lui-même que sur sa technique, mais sans m'écouter elle enchaîne : « Vous êtes le même genre de médecin que ce médecin-là, docteur, et on se disait (je me perds en conjectures sur ce que recouvrait ce "on") que ça serait bien qu'un médecin comme vous fasse de l'homéopathie, parce que sur le canton (qui comprend six médecins), il y en aurait bien besoin, d'un homéopathe, et que c'est sûr, beaucoup de patients iraient consulter de préférence un médecin qui ferait de l'homéopathie... »

À ce point de la discussion, je me suis trouvé confronté à plusieurs réflexions. D'une part, je me voyais incité à « occuper un créneau » sur la demande d'une patiente qui pensait – à tort ou à raison – que je l'occuperais « bien ». D'autre part, je percevais parfaitement que ce que la patiente en question me disait c'est : « Vous êtes le même genre de médecin que cet homéopathe qui m'a tant apporté. Faites de l'homéopathie et vous lui ressemblerez tout à fait. »

Ces réflexions « interpellent » et suscitent immédiatement plusieurs questions qui, je crois, s'adressent à nous tous.

Comment se fait-il qu'aujourd'hui, des patients intelligents et éduqués confondent, assimilent, l'individu médecin (et ses qualités d'écoute) avec son mode de pratique, son outil ? Serait-ce, par hasard, parce que beaucoup de médecins se retranchent derrière cet outil au lieu de l'utiliser, lui attribuent les vertus dont ils devraient être eux-mêmes porteurs ?

Comment se fait-il que les homéopathes, tout particulièrement, soient dans l'esprit de beaucoup de patients investis d'une « qualité relationnelle » que les mêmes patients sont étonnés de trouver chez des généralistes « sans étiquette » ?

Jusqu'à quel point un médecin peut-il (« doit-il ») répondre à l'image idéale qu'ils se font de lui ?

Qu'est-ce qu'un médecin ? Ce qu'il veut être, ce que les autres attendent de lui, ou quelque chose entre les deux ? Quelque chose qui ressemble à un contrat entre deux individus consentants mais pas toujours conscients des termes qui les lient ?

OLIVIER MONCEAUX

T'imagine pas le nombre de mots qu'il y a
Pour dire que t'es plus là
Conjugaison à l'imparfait, au passé
Souvenir, souvenir, t'es plus qu'un souvenir
Une photo dans un tiroir
Un mal au cœur qui ne veut pas mourir
Dans ma mémoire

Louis CHÉDID

Il était médecin, il était beau, brillant et tourmenté sans doute. Je ne crois pas que son nom ait jamais figuré dans les pages d'une revue professionnelle, et je doute qu'il figure jamais nulle part ailleurs. Et pourtant il aurait pu être l'un d'entre nous, nous les vivants.

Je me souviens qu'il a fait ses études à Tours, et pour cause : il avait vécu dans le même foyer pour étudiants que moi, sur le même palier. Je me souviens que nous avons passé beaucoup de soirées à discuter de médecine, de politique et… de cinéma. Je me souviens qu'il me parlait de ses peines de cœur et me faisait rire en évoquant ce qu'il appelait mes succès, comme si j'avais été un vieux singe et lui un apprenti. Mais nous n'avions que deux ans de différence, et dans bien des domaines c'était lui le plus brillant.

Nous avons fini médecine dans le même hôpital. Il y avait fait beaucoup de remplacements d'interne en obstétrique, et il était considéré dans ce service pourtant pointilleux en ce qui concerne la compétence de ses internes comme quelqu'un d'aussi fiable que s'il y avait passé des années. Je le revois penché sur mon premier enfant le lendemain de sa naissance, et je sens encore son émotion.

Je viens d'apprendre ces jours-ci que cela fait un an, peut-être dix-huit mois qu'il est mort, et l'incertitude de la date ajoute à l'intolérable de cette nouvelle. Mort, m'a-t-on dit, d'une overdose peut-être volontaire, si l'on en croit un mot laconique qu'il aurait laissé derrière lui. Il n'avait pas trente ans.

Il serait sans doute plus confortable de dire que dans le cas d'Olivier, la responsabilité de cette mort incombe à d'autres que lui. Mais non. Qu'il ait succombé à une overdose ne me paraît ni plus ni moins scandaleux que s'il s'était défenestré ou tiré une balle dans la tête. Le résultat est strictement le même. Il y a qu'il est mort, qu'il s'est peut-être détruit volontairement, que personne ne saura jamais exactement pourquoi ; que même si on le savait, on ne pourra jamais retourner pour le sauver. Tous les sentiments de culpabilité que l'on peut ressentir quand on apprend une telle nouvelle (« J'aurais dû voir, entendre, comprendre, sentir, et le sauver, peut-être. ») ne sont que des pensées magiques. Olivier – et c'est aussi pour cela que je veux que son nom apparaisse ici – nous montre d'une terrible façon que le destin de l'autre, si proche soit-il, nous est presque toujours incompréhensible.

Il nous renvoie à notre réalité d'individus : ni le savoir des médecins qui l'entouraient et le respectaient, ni son propre savoir n'auront en l'occurrence servi à rien pour lui permettre de vivre.

La publication de ce texte, née du désir de rendre hommage à un garçon qui aurait pu et dû devenir un soignant exceptionnel, suscita une réaction édifiante. Un membre du conseil de l'Ordre départemental du Loiret écrivit à la rédaction pour se plaindre de ce que la revue Prescrire ait ainsi fait l'apologie d'un suicidé. En 1998, le nom d'Olivier Monceaux réapparaissait, cette fois-ci dans la dédicace de *La Maladie de Sachs*. Je ne me privai pas de dire que la personnalité exigeante et courageuse d'Olivier inspirait pour une bonne part celle de Bruno Sachs. Cette fois-ci, ce furent ses parents qui m'écrivirent. En me confiant une copie de la lettre qu'il avait laissée avant de disparaître, ils me permirent, treize ans après sa mort, de faire à mon tour le deuil d'un ami cher.

FOUTU CLIMAT

Je croise mesdames Michu et Lantier dans la rue. Cabas à la main, l'une sur le trottoir, l'autre encore sur la chaussée, elles se parlent à voix basse, en me faisant un vague sourire-bonjour lorsque je les dépasse. « Et votre mari ? – Ah ben justement, le docteur sort de chez nous, ça ne va pas fort. Faut dire qu'avec ce temps... » Dans la rue, on parle du temps et des maux. Et quand on vient chez le médecin parler des maux, souvent on parle aussi du temps, et de son influence sur les maux.

Au début, quand on est jeune installé, on écoute d'une oreille amusée tel ou tel patient nous expliquer combien la brume fait du mal à son asthme, combien le temps sec est bon pour ses rhumatismes. On se souvient vaguement avoir entendu l'un ou l'autre de ses maîtres dire en cours que « telle pathologie est influencée tant par des facteurs psychologiques que par les conditions climatiques ». Le climat et la psyché ainsi assimilés... et laissés pour compte, on n'y prêtait plus attention. Mais c'est que les patients, eux, ne sont pas de cet avis. Le temps a bien une influence sur leur santé. Ils le savent, et mieux que le médecin, puisque c'est de leur corps qu'il s'agit ! L'expérience aidant, j'ai appris à ne pas contrarier les affirmations de ces gens qui, après tout, peuvent bien croire ce qu'ils veulent. Mais au fil des années, le scepticisme amusé fait place à la perplexité. Ils sont vraiment très nombreux ceux qui présentent un syndrome grippal deux jours après un « chaud et froid », elle est troublante, la fréquence des laryngites striduleuses les nuits de grand vent, et je ne suis plus étonné quand tous les asthmatiques appellent un matin de brouillard... Je me perds en conjectures. Influence, pas d'influence ? Comment savoir ?

Je suis obligé de faire avec, de constater, et aussi parfois de garder l'œil sur le baromètre.

Jusqu'au jour où, agacé par tel ou tel patient plus revendicatif que d'habitude, au milieu d'une consultation surchargée et alors que je viens de lui prescrire les trop nombreux petits remèdes que ses six ou sept doléances du jour ont requis, je l'entends ajouter au moment où je vais signer l'ordonnance : « Et puis vous savez, docteur, mon épaule, elle me fait mal en ce moment tous les jours, ça s'en va, ça revient, ça recommence ici et ça descend jusque-là. »

Alors je lève la tête, je le regarde d'un air fatigué mais aussi bienveillant que mon exaspération peut le permettre, et je dis d'une voix suave : « C'est rien, M. Fajeau, c'est le temps… »

ILS FINIRONT BIEN UN JOUR

Nous connaissons tous quelques vieux patients, pas forcément malades, pas forcément très fatigués, pas forcément menacés ni inquiétants, dont on se dit parfois que rien ne les empêche de vivre indéfiniment.

Il y en a quelques-uns comme ça dans ma clientèle. Quand je les vois assis dans la salle d'attente, je peux souvent dire s'ils viennent me rendre leur visite périodique ou bien s'il s'agit d'une consultation motivée par un incident exceptionnel. Parfois, on me demande d'aller les voir chez eux – au téléphone, la voix inquiète d'un fils ou d'une fille éveille l'inquiétude. « Ça ne va pas bien du tout en ce moment, docteur, et il ne voulait pas vous appeler, il dit que ça ne sert à rien, mais moi je sais bien qu'il n'est pas comme d'habitude… »

Souvent alors, je me hâte, je roule un peu plus vite que d'habitude, et je me surprends à penser, dans ma voiture, qu'il est peut-être bien arrivé, le jour de leur départ. Le plus souvent, ce que je découvre chez le patient est moins grave qu'il n'y paraissait. Sans doute ai-je par trop tendance à dramatiser.

Mais à cette pensée récurrente de la mort possible, pensée qui contient en même temps de la tristesse, de la curiosité et de la crainte, vient s'opposer une constatation qui me laisse perplexe et vaguement abattu. Depuis mon installation, chaque fois que l'un de mes patients est mort chez lui, dans ses murs, il est mort un jour où j'étais absent. Chaque fois, c'est ma remplaçante qui fut appelée pour constater le décès. C'est survenu à nouveau il y a deux semaines. Monsieur C., un beau vieillard de 87 ans, a été retrouvé mort, allongé sur le sol, devant sa cuisinière en fonte, pendant la semaine où j'avais pris mes vacances.

Bien sûr, je n'ai pu m'empêcher de ressentir des remords, la culpabilité somme toute inévitable que l'on éprouve en se demandant s'il aurait été possible de prévenir cette disparition. « Et d'ailleurs, comment se fait-il que la dernière fois qu'on m'a appelé pour lui, justement, je n'ai pas senti (ah, la pensée magique...) qu'il se passait quelque chose ? » Et puis, je me suis remis à penser à cette coïncidence. Qu'est-ce qui fait que des patients à qui je me sentais attaché et qui de leur côté portaient peut-être sur moi un regard vaguement protecteur – je me souviens d'un geste que M. C. faisait presque chaque fois que j'allais le voir : il tendait la main vers moi et touchait du bout des doigts le stylo accroché à mon pull – il y avait quelque chose d'intime et de chaleureux dans ce geste – oui, qu'est-ce qui fait que ces gens-là choisissent de mourir en mon absence ?

Je me rends bien compte de l'extrême vanité de cette interrogation, qu'on explique ce phénomène par la délicatesse des patients de ne pas ennuyer leur médecin le jour de leur départ, ou en suggérant qu'ils meurent « lorsqu'ils se sentent abandonnés par leur médecin ». Cette vanité pose la vie et la mort des individus comme un événement dans lequel le médecin (présent ou absent) joue un rôle primordial. Oui, il y a de la vanité et de la frustration là-dedans : la mort, nous voudrions peut-être l'annexer symboliquement, en en étant témoin...

M. C., la dernière fois, je l'avais vu sur la demande de ses filles, qui ne le trouvaient pas « comme avant ». Lui ne se plaignait de rien. Ni à elles, ni à moi. Ce n'est que la veille ou l'avant-veille de sa mort qu'il a fini par leur dire qu'il avait mal dans la poitrine depuis plusieurs jours... Mais il avait décidé de ne pas me rappeler.

RAPPELEZ-MOI VOTRE NOM

Lorsque j'ouvre la double porte qui me sépare de la salle d'attente, un patient se lève de sa chaise, saisit ses affaires et passe devant moi pour entrer dans le cabinet.

En refermant derrière lui, je commence à m'en faire : je l'ai déjà vu, celui-là, mais quand ? Et d'ailleurs, comment s'appelle-t-il ? Je lui désigne les sièges :

« Asseyez-vous, je vous en prie. Que puis-je faire pour vous ? » Il pose son imperméable sur l'un des deux sièges, s'installe dans l'autre, et avant même que je ne sois assis, il croise bras et jambes et annonce d'une voix volontaire et sans appel :

« Je reviens parce que ça ne va pas mieux ! »

Ah ? (Qu'est-ce qu'il pouvait bien avoir ? Non seulement je suis incapable de mettre un nom sur ce visage que j'ai déjà vu, mais en plus je ne parviens pas le moins du monde à me souvenir de ce qu'il a pu me raconter la dernière fois.)

« Ben oui, voyez, les médicaments que vous m'avez prescrits je les ai bien pris comme vous aviez dit, le temps qu'il fallait et jusqu'au bout, mais c'est toujours pareil !

— Allons bon ! Ça ne va pas mieux du tout ? dis-je tristement en espérant qu'il me donnera des détails plus précis...

— Pas du tout ! C'est tout pareil ! C'est pour ça, j'ai attendu quelques semaines comme vous m'aviez dit, mais comme ça ne passe pas, je reviens vous voir ! » (Il s'adresse à moi d'un air si décidé, si sûr de lui que je ne me sens pas la force de lui dire que j'ai tout oublié de son histoire. Si encore je me souvenais de son nom, je pourrais jeter un coup d'œil à sa fiche, mais comment la retrouver ?)

« Est-ce que vous avez gardé l'ordonnance de l'autre fois ?

— Ah non ! Et puis je suis totalement incapable de vous dire le nom de ce que vous m'aviez prescrit. C'était des comprimés mauves dans une boîte bleue et verte, mais c'est bien tout ce dont je me souviens ! Mais ça doit être marqué sur votre fiche, vous en avez fait une l'autre fois ! », dit-il en me désignant les boîtes débordant de dossiers qui envahissent mon bureau.

Ah, le bougre ! il va me tuer ! Enfin, l'ordonnance, ça ne m'aurait peut-être pas aidé. Hier, lorsque j'ai reçu Mme V. et qu'elle m'a tendu son ordonnance de la fois précédente, je n'avais déjà pas marqué son nom dessus : encore une dont je ne parviens jamais à fixer le patronyme dans ma mémoire. Lui, si je lui demande son nom, je suis sûr que je vais le vexer, et ça va me vexer moi aussi par la même occasion. Il va essayer de me dédouaner en disant quelque chose du genre : « Vous en voyez tellement ! », ça sera horrible...

« Dites-moi, je vous ai vu quand, la dernière fois ?
— Ah eh bien... voyons, c'était un vendredi, ça devait être le 28. »

Pendant qu'il réfléchissait, j'ai discrètement feuilleté le petit carnet dans lequel j'inscris les noms de mes patients jour après jour, et oui, il a raison, c'était bien le 28, et voici le nom oublié, au beau milieu d'autres noms familiers !

Avec soulagement et frénésie, je me tourne vers mes boîtes de fiches, j'en extrais la sienne, je jette un coup d'œil à mes notes, et avec un sourire de satisfaction qui ne manque pas de le surprendre, je dis :

« Alors, comme ça, ça ne va pas mieux ? Pas possible ! »

GESTE

pour Monique P.

On ne sait pas pourquoi on fait les gestes les plus simples, presque mécaniquement, sans y réfléchir.

Les patients attendent de nous certains gestes. Comme cette foutue prise de tension à la noix : c'est presque un signe de négligence de ne pas la prendre ! Et puis il y en a d'autres, que nous faisons et qui parfois les surprennent : des gestes ni agressifs ni impudiques mais juste étonnants selon l'idée qu'ils se font de la façon dont le médecin devrait examiner. Des gestes inattendus. Dont le sens leur échappe.

Quelqu'un que je connais bien, qui m'a vu travailler et qu'il m'est arrivé d'examiner, m'a dit que le tout premier geste que je fais lorsque je m'assois près d'un patient est de poser la main sur son ventre. Je savais que c'était un geste habituel, mais je n'avais jamais remarqué que c'était le premier.

J'aime toucher les ventres. Tous les ventres. Les plats comme les ronds. Les creux et les pleins. Les ventres souples des enfants et les ventres ridés des grands-mères. Je ne sais pas précisément pourquoi, d'où ça vient. Je le fais systématiquement, dès qu'un patient s'allonge, quel que soit le motif de consultation. Il faut dire qu'on consulte souvent pour quelque chose qui se passe dans le ventre. Et puis voilà un endroit qu'on peut examiner sans interrompre la conversation. On parle, on palpe, ça se fait simultanément.

Il y a bien sûr des ventres tendus qui acceptent à peine qu'on les frôle ; il y a aussi des ventres qui se dénouent quand on laisse la main posée dessus sans bouger. Si c'est le ventre d'un enfant et qu'il se met à rigoler, ça peut donner un moment pas désagréable.

Je me rends cependant bien compte qu'il s'agit avant tout d'un geste que je fais pour moi, de quelque chose de rituel comme peut l'être une poignée de main ou un sourire, d'un geste que je veux apaisant pour qu'il indique que je ne veux pas de mal.

Mais les gestes d'un médecin doivent avoir un sens médical. La main posée d'abord pour amadouer l'autre, peut-être pour lui démontrer ma sympathie, il faut bien qu'elle ait une fonction diagnostique. Tôt ou tard, je suis bien obligé de toucher pour quelque chose, et pas seulement pour le plaisir.

L'autre jour, la petite dame d'environ 50 ans qui est entrée ne venait pas pour son ventre. Elle venait pour des démangeaisons partout. Je ne la connaissais pas. Son médecin, un voisin confrère, était en vacances. Elle venait « en dépannage », parce que ses démangeaisons l'empêchaient de dormir. Je lui ai demandé d'enlever sa robe, je n'ai rien vu de spécial sur sa peau. Elle se grattait. Elle avait une petite mine fatiguée. Elle ne se plaignait pourtant de rien, elle souriait tranquillement, mais comme je lui trouvais cette petite mine toute subjective, je l'ai fait allonger. Je lui ai pris la tension rituelle, et tout en continuant de parler avec elle, j'ai posé la main sur son ventre. Là, sous la peau qui n'était ni gonflée, ni déformée, sous la peau tranquille et sans histoire, j'ai senti quelque chose de dur, quelque chose qui m'a fait peur. J'ai mis l'autre main sous son flanc et la chose était là, entre mes deux mains, énorme et dure et terrifiante dans le ventre de cette dame fatiguée qui, elle, ne sentait rien.

On était samedi. Je n'ai pas voulu la bousculer.

Je lui ai prescrit de quoi passer la nuit sans se gratter, je lui ai conseillé de retourner consulter son médecin le lundi, et je lui ai fait un petit mot.

Quelques jours plus tard, mon confrère m'a dit que la petite dame avait bien, comme je le soupçonnais, une tumeur du rein. Il m'a félicité pour mon sens diagnostique. C'était gentil et amical. Ça n'a pas réussi à me faire plaisir.

DEGRÉS

« Ah, vous êtes médecin ? Et qu'est-ce que vous pensez des derniers traitements de la cellulite, vous savez, ceux où on vous pose des sangsues ?…

— Dites-moi, cher ami, vous qui êtes médecin, vous allez peut-être pouvoir me renseigner, j'ai une amie qui doit se rendre bientôt au Kenya, est-ce que par hasard… ?

— Salut, petit père, alors, comment ça va, la femme, les enfants ? Ça gaze ? Enfin, je m'en fais pas pour toi, on a toujours la santé, dans ta branche, hein ? Moi, c'est pas ça en ce moment, je tiens une gueule de bois tous les matins, tu peux pas savoir ! Dis, à propos, tu connais pas un bon moyen pour arrêter de fumer ? Mais pas quelque chose de toxique, hein, tu me connais ! Un acupuncteur, t'aurais pas ça dans tes relations ?...

— Bonjour, Marc, comment vas-tu ? C'est con comme question, hein ? Nous, on peut pas aller autrement que bien, ils s'imaginent tous qu'on est immunisés, les autres... Si tu avais un ulcère, toi, chez qui irais-tu te faire faire une fibro ? Moi, ça commence à faire longtemps que je dérouille, mais j'ai une telle trouille d'y aller...

— Marc ? C'est Georgette. Je ne te dérange pas ? Ah, bon, tu es en consultation ? Ça ne fait rien, j'en ai pour deux secondes, c'est pour te parler de la petite de Rolande, tu sais, celle qui passe son bac cette année, eh bien figure-toi qu'elle s'est mise à vomir sans arrêt depuis trois jours, et c'est seulement ce soir que ses parents ont commencé à s'affoler et ont appelé leur médecin. Alors, voilà, elle est hospitalisée chez le professeur Durandal et ils ont dit que c'est une torsion de kyste de l'ovaire, mais moi je suis sûre que c'est une grossesse extra-utérine, tu comprends, ça fait très longtemps qu'elle sort avec le même garçon, et avec les parents qu'elle a, je suis sûre qu'elle n'a pas demandé à prendre la pilule, seulement bien sûr, on ne peut pas leur dire ça, à ses parents, ça les tuerait, alors je pensais que toi, si tu allais chez Durandal, tu pourrais peut-être...

— Bonjour, petit frère ! Tu vas bien ? Et chez toi, ça va ? Dis-moi, je t'appelle parce que mon fils a de la fièvre, et je ne sais pas quoi faire... Oui, j'ai appelé SOS Médecins, mais tu sais comment ils sont, à Paris... Oui, je sais que tu es à six cents kilomètres, mais je peux te demander ton avis, je peux tout de même demander un conseil à mon frère, non ?...

— Bonjour, mon fils. Tu vas bien ? Moi, oh, oui, ça va – grâce à Dieu ! – ça va en ce moment. Dis-moi, tu as pensé à commander mes échantillons ? Merci. Et puis, tu sais, ton frère t'avait demandé une ordonnance, mais je ne sais pas si tu as pensé à la lui envoyer, tu y penses, d'accord, merci mon fils…

— Allô, docteur ? C'est madame Desaix. Oui, je vous appelle parce que le petit Thomas a vomi ce midi quand je suis allée le chercher à l'école. Et maintenant, il a 40 et un dixième. Oui, je lui ai donné du Doliprane et de la Catalgine comme vous m'aviez dit, mais il demande après vous, il dit : « Je veux Papa », alors je me suis dit que je ferais peut-être bien de vous appeler, ce n'est pas qu'il m'inquiète, remarquez, mais il n'a pas l'air bien…

— Marc ? C'est moi. Tu rentres bientôt ? Oui… non… c'est-à-dire, ça ne va pas bien. J'ai encore mal au ventre. Oui, comme hier. Non je n'ai pas de fièvre. Mais ça me fait mal quand je marche, et ça m'a repris au travail tout à l'heure, ça m'a pliée en deux et j'avais du mal à respirer. Non, non, ne t'inquiète pas, ce n'est rien… Tu en as encore pour longtemps avec tes consultations ?

— Docteur Floyd ? Oui, bonjour, docteur Zaffran à l'appareil. Pardonnez-moi de vous déranger, ce serait pour vous demander un rendez-vous… Oui, pour un entretien… Non, non, pour moi ! »

(Toute ressemblance avec des situations vécues provient probablement du fait que vous êtes médecin…)

CERTIFICAT

« Allô, le docteur ? Ici les pompiers. On vous appelle pour aller sur le lieu d'un accident. C'est un tracteur qui s'est retourné, c'est à Bel Air. »

Je saute dans mon blouson et dans ma voiture, je me félicite avec une satisfaction un peu infantile d'avoir tout récemment remis de la morphine non périmée dans mon coffre, et je fonce sur la petite route de Bel Air. Personne. Je tourne en rond jusqu'à ce qu'une femme au bord de la route m'indique un pré en contrebas, sur lequel sont rangées deux voitures de pompiers, rouges et flambant neuf.

Je me gare à côté. Bien plus bas encore, un groupe d'hommes est agglutiné autour d'une carcasse rouge. Un tracteur cette fois-ci. Je fouille mon coffre à la recherche de la morphine. Deux hommes sont en train de remonter la pente. L'un d'eux, m'apercevant, me lance :

« Oh, ben c'est pas la peine de vous fatiguer, il est mort !

— Quoi ?

— Oui, pensez, il a tout le tracteur sur la carafe, c'est foutu. »

Abasourdi, je me mets à descendre en courant. Tout à fait en bas, le pré s'interrompt brusquement au-dessus d'un fossé. Dans le fossé, le tracteur renversé complètement, deux ballots de paille encore ficelés sur la longue fourche fixée à l'avant. De sous la machine, deux jambes émergent. La tête de l'homme est coincée juste sous le volant.

Les pompiers sont en train de poser un cric pour le dégager. Ils me disent : « On croit bien qu'il est mort. » Je me faufile, je me glisse entre la carcasse et la haie écrasée, je touche l'homme, je cherche un pouls, j'appuie comme un damné mon stéthoscope sur le thorax en partie défoncé. Je n'entends rien que des borborygmes, des bruits de bulles. Le corps de l'homme est tiède, mais sa peau est livide, et ses mains sont violacées.

Je laisse les pompiers soulever l'engin et hisser le corps sur une civière. Quelques hommes du coin ont abandonné leur travail et sont venus voir ; on essaie d'identifier l'accidenté. « C'est le gars Jean-Yves. – T'es sûr ? – Oui, oui, c'est lui, j'te dis, je le connais, et puis c'est bien son tracteur. – Il n'avait pas de cabine ? – Si, sûrement, c'est un tracteur neuf, mais il a dû l'enlever... Il est mort par imprudence ! Regarde : il n'aurait jamais dû descendre si bas avec les ballots de paille fixés sur la fourche. Le poids l'a fait basculer dans le fossé. C'était de l'imprudence. »

Je me suis penché à nouveau sur le corps inerte. C'est celui d'un homme lourd et fort, un homme qui doit avoir mon âge, mais auprès duquel je paraîtrais frêle et malingre. Sa tête est ensanglantée, il ne bouge pas, il n'a plus aucun pouls, ses pupilles sont uniformément dilatées, et la couleur de son visage ne laisse pas grand espoir. Et pourtant je tente encore de déceler le moindre signe de vie. Je ne le connaissais pas vivant, j'ai du mal à affirmer qu'il est mort. Pendant quelques instants, je ne sais plus rien, je scrute ce corps et ce visage inerte sans savoir ce que je fais là exactement.

Les gendarmes sont arrivés. Ils prennent des photos... et me demandent de rédiger *le certificat*.

Et oui, j'avais oublié que je n'avais pas tout à fait terminé mon boulot. Il faut encore que j'écrive noir sur blanc qu'il a bien cessé de vivre, que sa mort, selon la formule consacrée, est *réelle* et *constante*.

Je prends la tablette de bois sur laquelle le gendarme a fixé ses papiers, je m'assois dans l'herbe sous le chaud soleil d'août, je me mets à rédiger... et je me dis que ce monde-ci est un drôle de monde, dans lequel il faut qu'un médecin affirme la mort par écrit.

Tout médecin que j'étais, j'avais bien du mal à affirmer, et d'abord à admettre la mort brutale, imprévisible et injustifiable de cet homme.

Parce que j'avais peur d'écrire pour lui le mot

FIN

Vous connaissez la scène : l'Autre (le patient, la malade, le consultant) est assis en face de vous, ou du même côté du bureau. Il parle ou il est silencieux. Parfois il laisse passer des paroles difficiles à dire, et à entendre. Quand vous le raccompagnez à la porte, quelque chose se presse brusquement à sa bouche, qui ne s'est décidé à surgir qu'une fois la poignée tournée... Vous voilà coincé entre ceux qui attendent dehors et l'urgence de ce qui veut se faire connaître. Et après avoir grignoté le temps, après le départ de l'autre «*les phrases dites il y a quelques minutes me reviennent comme plaquées, vidées de leur substance, comme si j'avais prostitué l'essentiel. Je propose un matériau, et qu'ai-je fait de celui qui se trouve à ma porte?*».

Vous voyez d'ici le tableau : le malade, la patiente, le moribond est dans son lit, dans sa maison. Le compagnon (conjoint, mère, tante, frère ou sœur ou petit-neveu) est là lorsque vous arrivez. Il assiste, soigne, attend, questionne. Il pose pour le malade ou pour lui-même les interrogations auxquelles vous ne pouvez répondre : Combien de temps? Pourquoi? Que faire? Parfois il ne dit rien, parce qu'il n'y a rien à dire. Vous êtes là et vous répondez, ou vous ne répondez pas, ou vous jouez votre rôle «*avec cette hypocrisie tranquille et bien tenue qu'ont les médecins en pareil cas : je propose les petites choses qui parlent encore de vie, d'espoir : ouvrir la fenêtre, l'oxygène fait du bien, préparer des jus de fruits, masser le corps pour le tonifier...*».

Vous connaissez ces sentiments : ce que vous avez ressenti lorsqu'ils ont défilé trop nombreux l'autre jour avec leur bagage de souffrance et que ce jour-là vous étiez fatigué d'une nuit sans sommeil ou douloureux d'une chose-de-la-vie (la vôtre, cette fois-ci) ; ce que l'on éprouve lorsque pour la première fois un couple déballe ses aigreurs, ses haines, ses horreurs quotidiennes ; ce qui donne envie de rire ou de pleurer hors de propos ; ce qui, au soir, gagne le corps et la pensée (l'impression d'engourdissement, d'inutilité, d'inexistence, une fois sorti des flots de paroles étrangères)...

Vous êtes médecin, et souvent vous vous demandez ce que ça veut dire : qu'est-ce que j'en retire ? Qu'est-ce que je fais là ? « *Qu'est-ce que je vends pour x francs remboursés par la Sécurité sociale ?* » Qu'est-ce qu'ils ou elles viennent donc chercher ? (Et ils viennent bien chercher quelque chose, puisque c'est ici qu'ils viennent, et reviennent, même lorsque « ça continue à ne pas aller »...).

Il faut bien trouver un exutoire, une zone ou des moments d'échappement, des activités destinées à brosser cette poussière de souffrance incrustée sur la peau, à se dégager de la gangue de miasmes dans laquelle on a baigné peu ou prou, dans laquelle on travaille, dans laquelle on ne sait pas toujours très bien qui soigne qui. Vous allez au cinéma, ou vous partez en bateau, vous courez dans la forêt le matin, ou vous tapez dans un ballon le dimanche avec ceux qui vous confieront leurs malheurs le lundi, vous bricolez dans le garage, ou vous vous enfermez avec vos disques...

Marie Didier est médecin. Pour s'extraire de la gangue, pour se retrouver femme, pour redevenir une personne vivante hors de cette zone étrange où les autres la rencontrent, elle écrit.

Elle vient de publier un très beau livre, intime et juste.

Et comme elle le dit à propos d'une femme qui « pour se faire du bien, un petit plaisir » fait des mots croisés :

Elle fait des mots croisés.

Je viens poser mes mots ici sur cette feuille.
Nous cherchons peut-être elle et moi quelque chose : une brèche pour trouver l'air.

Marie Didier, *Contre-Visite*, éditions Gallimard, 1988.

MA HAINE QUOTIDIENNE

à la mémoire de Pierre Desproges

Y a des moments où j'en boufferais mon stéthoscope !

Voilà, regardez, ça fait une demi-heure que je me concentre pour essayer de comprendre quelque chose au problème de l'individu qui dérouille, allongé devant moi ; que je me creuse la cervelle pour trouver une issue à un grave problème social, et tout d'un coup j'entends le patient, émergeant de sa douleur, de sa déprime ou de sa sinistrose insoluble, me demander de sa petite voix pleine d'espoir : « Et la tension, docteur, elle est bonne au moins ? ».

Arrrghh ! Je déteste ça. L'attention que portent les patients à la « tension », c'est le degré zéro de la médecine, c'est le baobab qui cache la forêt de bouleaux, c'est le critère absurde de jugement par lequel on vous passe (« Il ne m'a même pas pris la tension ! »).

C'est pire que le cholestérol fatal : lui au moins n'a pas l'inconvénient d'être dosable au cabinet médical. C'est la valeur « normale » dans ce qu'elle a de plus absurde : « Docteur, aujourd'hui j'ai 12/8 et la semaine dernière j'avais 13/9, c'est normal que ça baisse comme ça ? » ; dans ce qu'elle a de plus imbécile : « Mon médecin du travail m'a dit que 15/8 c'est trop et m'a conseillé de venir me faire soigner d'urgence » ; dans ce qu'elle véhicule d'angoisses injustifiées : « Mon Dieu que j'ai eu peur quand je vous ai entendu dire que j'avais 16/10, j'ai pensé que c'en était fini de moi ! Vous comprenez ma grand-mère est morte l'an dernier à 93 ans et la veille de sa mort elle n'avait que 11/7, alors je me suis dit je n'irai jamais jusque-là ! »

La « tension » est le lieu d'expression le plus significatif de l'ignorance générale de la population (qui est ce qu'elle est, mais que les journaux n'aident pas à combattre) et du terrorisme sadique des médecins (contre lequel on est en droit de s'élever). La « tension » a supplanté « le foie » au Top 50 du mal sanitaire des Français. On ne vit plus quand elle est trop haute,on ne se sent pas bien parce qu'elle est trop basse, et on ne comprend pas qu'on meure alors qu'elle est normale !

La meilleure preuve de l'hypertrophie envahissante de la tension dans l'imaginaire collectif est l'apparition dans tous les catalogues de vente par correspondance d'appareils pour se prendre la tension soi-même et, chez certains pharmaciens, d'appareils à la sophistication tout électronique, qui, non content de vous donner les chiffres au millième de millimètre de mercure près, vous délivrent en plus votre horoscope du mois. Dans le temps, chez le pharmacien, on aimait monter sur la grande bascule, on râlait doucement ou on se plaisait à constater une élévation ou une baisse de poids. Maintenant on attend, le souffle court, le verdict de la chambre d'accusation.

Aussi, j'assume mes responsabilités de professionnel et je le crie haut et fort : je hais la tension. Je n'aime pas prendre la tension, je n'aime pas que ce soit obligatoire, qu'on me fasse remarquer que je ne l'ai pas prise cette fois-ci ou la fois précédente, qu'on rapporte tout à elle, qu'on fasse passer la douloureuse communication entre le médecin et le patient par les fourches caudines de ce qu'on est en droit d'appeler une mesure inique !

Vous allez me dire : à quoi bon lutter contre un mouvement irréversible ? Pas d'accord ! J'ai décidé de résister. Sans vergogne. Contre l'arbitraire du manomètre, j'ai arbitrairement décrété que mes patients présenteraient toujours une tension strictement in-in-ter-pré-table : normale quand ils la croient basse, excellente quand ils la croient trop élevée, sans importance quand ils me demandent si on peut en déduire quelque chose.

Pour ce faire, j'utilise un des plus anciens procédés utilisés en médecine, un des privilèges de cette profession que tout le monde nous envie, un des rares dont nous gardions encore l'exclusivité : je regarde les patients dans les yeux, et je mens !

Non, mais !

À UN FIL

pour Nelly, Colette, Zizou… et Graham Bell

Drrrinngg !

« Allô ! le cabinet médical ? C'est quand les consultations ? C'est qui qui consulte cet après-midi ? On peut venir sans rendez-vous ? On attend pas trop ? Parce que j'ai mes enfants à prendre à l'école, alors… »

Tuuuuuuut !… TuuuuClickk !

« Oui, bonjour, ici le docteur Zaffran, j'aurais voulu parler au docteur Collet… Oui, salut Jacky, tu vas bien ? Je t'appelle à propos de la réunion de vendredi. C'est à quelle heure ? Oui, cette fois-ci je crois que je vais pouvoir venir. Pendant que je t'ai au bout du fil, j'aurais voulu te demander un avis. Voilà : une de mes patientes... »

Drrrinngg ! Drrrrrrinnnngggg !

« Oui ? Allô ? C'est l'docteur ?

— Oui... (soupir de profonde fatigue), bonjour, madame Renard...

— Ah ! Ben vous m'avez reconnue au téléphone ! – Eh oui ! Qu'est-ce qui ne va pas depuis que je suis venu vous voir tout à l'heure ? – Ben, c'est que je sais plus si pour la douleur faudrait-y que j'prenne les gouttes ou les suppositoires et mon mari y veut pas que j'me soigne et d'ailleurs il voulait pas que je revienne vous voir mais quand même je suis qu'au bout de la rue il m'a dit qu'il fallait que je vous appelle pour savoir alors je vous ai appelé et ça m'embête bien parce que les gouttes elles me font du bien et les suppositoires vous m'avez dit de pas en abuser et comme je sais pas quoi faire je vous rappelle... »

Tuuuuut ! Tuuuuuclikk

« Allô, bonjour, madame Servier, c'est monsieur Zaffran. C'est juste pour vous prévenir que c'est moi qui viendrai chercher les enfants à sept heures ce soir... D'accord, alors à tout à l'heure ! »

Drinnnggg ! Drrrrrinnggg ! Drrriiiiiinnnng

« Oui ?

— Marc ! Enfin ! Qu'est-ce que tu fabriquais ? Ça fait vingt minutes que je t'appelle et les DEUX lignes étaient occupées !!!

— Ben oui, excuse-moi, comme je parlais avec quelqu'un sur l'une, j'avais décroché le combiné sur l'autre pour ne pas avoir à galoper d'un bout à l'autre de la maison...

— Ah ben ça c'est malin, tiens ! C'est pas la peine d'avoir deux lignes ! Alors, quand tu parles au téléphone, on peut mourir, tu n'y es plus pour personne ? »

Tuuuclikkk !

« Mademoiselle, j'ai demandé le service du docteur Dugay et vous n'arrêtez pas de me passer l'accueil, et chaque fois que l'accueil me repasse le standard, on me coupe !!! Oui. Bon. Oui, je comprends. Merci… Allô, le service du docteur Dugay ? Ah, enfin ! Je suis le médecin de monsieur Dupont. C'était pour avoir de ses nouv… ah, le docteur Dugay vient de s'en aller à l'instant. Oui. Ben non, c'est pas de chance…. Eh ben merci quand même… » […]

« Bonjour docteur, merci d'avoir bien voulu me recevoir. Je ne vous fais pas perdre de temps, j'en viens au fait. Je viens vous présenter une ligne téléphonique mobile, spécialement conçue pour les généralistes. Le récepteur est placé dans votre voiture, et vous transférez les appels de votre cabinet vers la voiture. Vous êtes donc joignable en permanence ! Donc, plus besoin de quelqu'un pour répondre en votre absence. Et c'est moins cher qu'un radiotéléphone…

— C'est bien, votre truc ! D'habitude je me fais appeler chez les patients en cas de besoin, mais beaucoup n'ont pas le téléphone, et quand je vais en ville faire des courses… ou si j'ai besoin d'appeler le labo ou l'hôpital ou chez moi…

— Ah, mais je vous arrête tout de suite ! Voyez-vous ce système vous permet de recevoir des appels, mais pas d'en passer…

— Comment ? Mais alors, quel intérêt ? Je serai sans arrêt dérangé, mais je ne pourrai pas communiquer !

— Ah, eh bien… je dois dire… ça me surprend beaucoup… parce que ça fait plusieurs mois que je fais le tour de vos confrères de la région, et vous êtes bien le premier à me dire qu'il a besoin de communiquer… »

SYMPTÔME

pour Françoise Dolto

« Allô, docteur, c'est madame Bardot. Vous pouvez venir ?

— Euh… il est quelle heure ?

— Une heure dix… C'est pour mon fils, il se plaint du ventre, et il n'arrête pas de pleurer.

— Bon, je viens… et prenez-lui la température en attendant. »

J'enfile mes vêtements au radar, et je sors dans la nuit tiède. Salaud de gosse ! Réveiller ses parents à cette heure-ci – et moi, en plus. Et avec un mal de ventre, qui plus est. La fièvre, encore, on peut prescrire du Doliprane ou de la Catalgine par téléphone, mais le mal de ventre, pas moyen, faut y aller. Heureusement, ma voiture connaît le chemin, je la laisse rouler, elle me laisse dormir encore un peu.

Devant chez les Bardot, je cherche à me souvenir du numéro de téléphone du chirurgien. Si ça ressemble à une appendicite, je le réveille moi-même. Y a pas de raison. La porte s'ouvre, Mme Bardot me fait entrer.

« Bon alors, qu'est-ce qui se passe ?

— Je ne sais pas, il s'est mis à pleurer brusquement. »

J'étouffe un bâillement. Dans la chambre, Nicolas, cinq ans, est sur le lit. Son père finit de lui prendre la température. Il se tourne vers moi et me dit, navré : « Il dit qu'il n'a plus mal. Il a 37° 2. »

Je pense : « C'est vraiment un salaud, ce gosse. » De la porte, où elle commence à verdir, madame Bardot lance à son fils :

— Si tu nous as fait réveiller le docteur pour rien, gare à toi ! »

Allons bon, nous v'là bien ! Si c'est pas l'appendicite, ça va être le châtiment corporel. Mes réflexes de médecin défenseur de l'enfant reprennent le dessus, et je commence à me réveiller.

— Bon, allez viens qu'on voie ça…

J'ausculte, j'appuie, je regarde, je palpe, je tourne, je fais faire aaah, bref, j'examine. Nicolas coopère très bien, vu l'heure. Il lance des regards à sa mère toutes les trois secondes. Je repose mes instruments. Résultat des courses : rien. Zéro. Je ne réveille pas la moindre douleur, pas l'ombre d'une souffrance. Il n'a plus mal. À un moment crucial (celui de la palpation du ventre, tiens !), il s'est même offert le luxe de rigoler comme une baleine. Avant que la jeune maman n'ait eu le temps de choisir entre la rage et la confusion, je demande :

« Ça lui arrive souvent ?

— Non… Il y a longtemps, la nuit, il se réveillait en se plaignant d'avoir mal aux jambes, on le frictionnait et ça s'arrêtait. Mais là il ne se calmait pas. Vous pensez qu'il n'a rien ?

— Ben je pense que quoi qu'il ait eu, c'est passé. On ne va rien faire maintenant. Vous allez lui donner ça dans un verre d'eau et il va se rendormir. Si demain… enfin, si plus tard il souffre à nouveau, vous me rappelez, je reviendrai le voir… Mais ça peut très bien ne jamais se reproduire. »

Je considère le couple avec compassion. Le mari s'est dépêché de s'habiller au cas où. Ils m'ont l'air bien contrits et vexés, tous les deux. D'ici à ce que Nicolas ait commencé à faire des siennes pendant que ses parents jouaient au docteur…

En rédigeant la douloureuse, je m'efforce d'expliquer de ma voix de médecin-compréhensif-même-à-une-heure-tardive qu'un enfant qui se plaint ne fait pas la comédie mais que le mal de ventre c'est pas forcément trop grave, et que dans le doute ils ont bien fait d'appeler. Après tout, quand on n'est pas médecin... et je rentre me coucher.

Quand je glisse mon corps fourbu et méritant dans le lit, au « C'était quoi ? » rituel, je réponds : « Encore un salaud de gosse qui fait tourner ses parents en bourrique. »

Deux jours plus tard, mon associée fait hospitaliser la petite sœur de Nicolas, six mois, pour méningite purulente. Ça faisait deux jours qu'elle était patraque...

Quatre jours plus tard, je suis rappelé de nuit, à la même heure, chez les Bardot. C'est Mme Bardot que j'hospitalise. Pour grossesse extra-utérine rompue. Ça faisait quatre jours qu'elle ne se sentait pas très bien.

Quelqu'un dans la salle pourrait-il me tuyauter sur les enfants-symptôme ?

BLUES

pour Paul

Ça m'a pris, un jour, je ne saurais pas dire pourquoi exactement. Je me donnais de bonnes raisons (on s'en donne toujours), mais pour tout dire, je doute qu'elles soient les vraies. Je disais que quand il faut suturer ou soigner un blessé ou simplement s'assurer qu'on fait les choses proprement, protéger ses vêtements, ça pouvait être utile. Mon associée était bien d'accord. Nous en avions déjà, chacun les siennes, mais les laisser accrochées à un clou les trois quarts du temps pour une suture hypothétique ne paraissait pas très satisfaisant. Un jour, dans un catalogue, j'ai vu qu'on en faisait en « non-tissé », dans un matériau à base de cellulose, lavables quinze ou vingt fois avant d'être inutilisables. Ça nous a paru acceptable. Nous en avons acheté une dizaine. La première fois que j'en ai mis une, ça m'a fait rigoler. Elles sont assez amples, très légères, on dirait qu'on ne porte rien et en même temps ça vous couvre, comme un grand manteau blanc. J'ai fait ma suture et je l'ai raccrochée sur le portemanteau. Et puis, je ne saurais dire pourquoi, un jour, il y a quelques semaines, je suis arrivé dans le cabinet médical, et avant de faire entrer le premier patient, j'ai revêtu la blouse. Je ne me souviens pas des circonstances. Je ne crois pas avoir été dans un état d'esprit particulier ce jour-là, je ne me rappelle pas avoir décidé de le faire, mais je l'ai fait. Presque immédiatement, j'ai pris conscience de ce que cela pourrait amener de changement dans ma façon de travailler. Je me suis mis à chercher dans le regard ou les remarques des patients l'effet que cela pouvait bien leur faire. À cet égard, je dois dire que j'ai été déçu. Ils n'ont pratiquement rien laissé paraître. À quatre exceptions près. Une de mes plus anciennes patientes, une des plus vieilles aussi, puisqu'elle a 85 ans passés, a juste dit que j'avais « vraiment l'air d'un docteur à présent ». Une quinquagénaire m'a demandé si j'allais « faire une opération ». Une femme un peu plus âgée que moi a voulu savoir si j'avais grossi ou si c'était « parce qu'elle est un peu ample ». Une jeune maman s'est montrée étonnée que sa petite fille ne soit pas effrayée « parce que d'habitude, les médecins en blouse… ». Pendant plusieurs jours j'ai guetté les réactions, ou simplement les regards, et je n'ai presque rien constaté. Je pensais pourtant bien être différent. Ou, du moins, avoir l'air différent. Je ne sais pas comment vous faites, vous, mais moi je m'habille le matin selon mon humeur. Si je me sens bien, je me fais beau, sinon, je mets un blue jean et n'importe laquelle de mes chemises à col élimé, celles que je redoute périodiquement de retrouver à la poubelle ou dans les sacs destinés à Emmaüs, les jours de grand rangement. Si je suis vraiment de mauvais poil, je ne me rase pas. J'ai sans doute envie que mon état d'esprit se lise sur ma gueule. J'imaginais que le fait de me présenter sous un jour plus « neutre » allait perturber un peu l'image que les patients ont (pensais-je) de moi. Mais il n'y avait pas de raison que cela les fasse changer, puisque c'est moi qui ai changé. Je me sens, comment dire, plus à ma place. Et aussi moins vulnérable.

IV

TRAVAIL DE GROUPE

Fin 1988, le tout dernier « Magazine » de *Prescrire,* consacré au placebo, contenait des contributions de membres de la société médicale Balint. En 1987, une dizaine de médecins avaient décidé de créer un groupe Balint au Mans. Leur « leader » (animateur et modérateur) se nommait Pierre Bernachon. Pédiatre de formation, Pierre Bernachon avait choisi de toujours exercer comme médecin généraliste. Il avait été un des pionniers de la formation Balint en France, et était l'un des rares leaders qui n'eût pas été analysé. C'était un grand soignant et un homme d'une culture et d'une humanité exceptionnelles. Le groupe du Mans fut le dernier dont il s'occupa. Deux ans avant sa mort, alors que sa santé vacillante l'obligeait à prendre une retraite prématurée, ce même groupe organisa et accueillit les journées nationales annuelles de la société médicale Balint. Le texte qui suit fut originellement écrit en feuilleton pour présenter la formation Balint dans des revues professionnelles. Aujourd'hui, à mesure que la part « relationnelle » du soin prend de plus en plus d'importance dans les discours officiels sous la pression des usagers, le travail des groupes Balint est enfin considéré – au moins en théorie – comme la formation à la relation de soin que tous les soignants devraient pratiquer. Et cependant, alors que le livre de Michael Balint, *Le Médecin, son malade et la maladie* (Petite Bibliothèque Payot) est aujourd'hui un classique, cette formation n'en reste pas moins encore trop méconnue – voire redoutée, ce qui est ridicule – par trop de professionnels de santé.

LE BALINT (UN FEUILLETON)

La séance. Dix hommes et femmes sont assis autour d'une table. Le lieu est neutre, sans particularité. Ils se retrouvent là régulièrement, une ou deux fois par mois, un soir en semaine. Il est rare que l'un d'entre eux manque au rendez-vous. Ils sont arrivés l'un après l'autre, se sont salués, ont parlé de choses et d'autres, et puis ils se sont assis. Il y a eu un silence, plus ou moins long (les silences étaient plus longs les premières fois, il y a bientôt quatre ans). À présent, l'un d'entre eux commence à raconter. Il décrit des rencontres, des entretiens avec une personne absente, dont il sera beaucoup question, mais que personne d'autre ici ne connaît.

Lorsqu'il finit son histoire, les autres se mettent à réagir, à l'interroger, à l'interpeller vivement, souvent avec humour ; il n'est pas rare en effet que l'histoire ait déclenché une hilarité aussi incoercible qu'inexplicable.

C'est parfois tout simplement le ton sur lequel le narrateur s'exprime qui déclenche les rires, parfois aussi les événements qu'il rapporte, ou les paroles qu'il essaie de restituer. D'autres fois, l'histoire ne fait pas rire, au contraire. Le silence se fait pesant, les soupirs indiquent combien tout cela est difficile. Mais toujours les questions fusent, adressées au narrateur. Parfois techniques, parfois plus personnelles. La discussion évolue vers une sorte de meilleure compréhension. Non pas des acteurs de l'histoire, mais surtout de ses mécanismes, de ce qui s'est passé entre eux, de ce qui se passera peut-être à leur prochaine rencontre. Et puis on décide de s'arrêter là, et c'est le tour d'un autre narrateur, d'une autre histoire, d'une autre discussion, d'un autre travail collectif.

Certains d'entre vous ont déjà deviné : le narrateur et ses compagnons sont des soignants, médecins ou paramédicaux. La personne dont il est question est un patient. L'objet de la discussion est la relation soignant-soigné : je viens de décrire une séance de groupe Balint.

Un groupe Balint, qu'est-ce que c'est ? On peut évidemment définir les groupes Balint en parlant de leur « inventeur », Michael Balint, psychiatre et psychanalyste anglais qui créa les premiers groupes au début des années 1950. Il est d'ailleurs possible à chacun de lire le résultat de ses premiers travaux dans *Le Médecin, son malade et la maladie*. Mais cela n'est pas indispensable pour comprendre et la nécessité qui a fait naître ces groupes, et les bénéfices qu'en tirent leurs participants.

Pour présenter les choses d'une manière très pragmatique, je dirais qu'on se met à participer à un groupe Balint parce que la pratique médicale quotidienne renferme des zones d'ombres que ni les manuels, ni les revues, ni les staffs interdisciplinaires ne permettent d'éclaircir. Et si l'on peut être amené à participer à un groupe pendant plusieurs années, à raison d'une ou deux séances par mois, c'est parce que le groupe agit sur chacun de ses membres de manière « limitée et pourtant considérable », et que la pratique professionnelle de chaque participant finit par bénéficier de ces modifications.

Il est difficile de dire ce qu'est un groupe.

Il est en revanche assez facile de dire ce qu'un groupe Balint n'est pas.

Ce n'est pas un lieu de confrontation des techniques médicales. Ce n'est pas une réunion où l'on essaie de faire des pronostics pour un patient. Ce n'est pas un lieu d'interrogation sur le patient, d'ailleurs. C'est un lieu d'interrogation de la relation soignant-soigné. En partant de l'idée simple mais cruciale que le médicament le plus utilisé par un médecin, c'est le médecin lui-même, le groupe tente collectivement de définir ce qui fonctionne (ou ne fonctionne pas) dans la relation thérapeutique. Il est donc beaucoup question de dialogue, de la perception du patient par le médecin, des sentiments contradictoires ou confus du médecin face à son patient. Ce qui fait qu'une des acquisitions les plus marquantes et les plus nettes de la participation à un groupe est le développement de la capacité à écouter le patient, en faisant constamment la part de ses propres *a priori*. C'est la confrontation du cas rapporté aux réactions du groupe qui permet de mettre en évidence les zones de conflit, de non-solution dans lesquelles évoluent, non seulement le patient, mais aussi le médecin.

En réagissant à la relation d'un cas, le groupe apprend collectivement à entendre tout ce qui se dit dans un discours, y compris ce qui peut, apparemment, passer pour anodin. Autre notion importante : ce n'est pas seulement celui qui parle qui travaille, mais tout le groupe.

Et on en vient à préciser encore ce qu'un groupe Balint n'est pas : ce n'est pas une séance de psychothérapie collective (ni même individuelle). Il y est beaucoup question de sentiments très primitifs : agacement, ironie, tristesse, étonnement, perplexité, inquiétude, etc., mais jamais de la vie privée du soignant qui parle. Et cette nécessité de préserver le groupe d'une implication trop personnelle est assurée, entre autres fonctions, par l'animateur.

Le groupe Balint et son animateur. Lorsqu'on se décide à « faire du Balint », on peut, individuellement, demander à rejoindre un groupe existant, mais on peut aussi en créer un avec d'autres personnes pareillement motivées. Il suffit d'être huit ou dix. La société médicale Balint recense les coordonnées des animateurs (le mot anglais « leader » est de moins en moins usité) français. On en contacte plusieurs et on commence à fonctionner avec l'un d'eux. Le contrat est, ou non, renouvelé au bout de quelques séances, puis chaque année.

L'animateur est le plus souvent (mais pas toujours, il existe quelques exceptions) psychanalyste, très souvent (mais pas toujours) médecin. Sa principale caractéristique, celle qui justifie son « statut » d'animateur de groupe Balint, est qu'il est de longue date dans la « mouvance Balint », qu'il a coanimé plusieurs années aux côtés d'un animateur chevronné, avant d'animer un groupe seul. Contrairement aux membres du groupe, venus confronter une ou des expériences relationnelles issues de leur pratique au questionnement et à la réflexion collective, l'animateur n'est pas là pour relater des cas ou faire des cours de psychologie appliquée.

Sa fonction consiste à assurer la cohérence du travail, à permettre l'échange libre des idées tout en évitant une implication trop personnelle des participants. Le plus souvent, les remarques de l'animateur servent à remettre les questions, les interventions, sur le terrain du patient dont il est question à ce moment-là, à échapper au glissement vers les généralités, à focaliser l'attention des intervenants sur ce qui est dit ou ce qui semble obscur. Ainsi canalisées, les interventions pourront délimiter au mieux la nature du problème, qui n'est pas nécessairement évidente pour le soignant qui exprime une interrogation. C'est aussi l'animateur qui suggère de cesser de parler d'un cas précis, tant il est vrai que certaines histoires sont si complexes qu'on n'a jamais fini d'en discuter.

Être animateur de groupe Balint, c'est avoir suivi un protocole personnel de formation à la connaissance des processus inconscients et de la dynamique des groupes. Les animateurs adhérents de la société médicale Balint participent par ailleurs à des groupes d'animateurs, au cours desquels ils confrontent leurs pratiques respectives.

Un groupe peut naître et fonctionner plusieurs années avec un même animateur, il n'en existe pas moins sans lui, et peut continuer à travailler même si l'animateur décide de se retirer, ou si le groupe lui-même décide de changer. Car ce qui fait un groupe Balint, c'est sa cohésion, l'esprit qui l'anime. Les interactions entre les différents participants. Les liens d'amitié qui se créent au fil des années.

Le Balint : un engagement. Comme cela a déjà été suggéré, participer à un groupe Balint, ce n'est pas « entrer en religion » ou « prendre sa carte », mais on peut dire qu'il s'agit d'une démarche volontaire de formation personnelle assimilable à un engagement. Cette démarche suppose un certain investissement, en temps et en énergie, et aussi en argent. L'engagement se traduit concrètement par le fait que l'on s'astreint à participer à toutes les séances, qui ont lieu une ou deux fois par mois, et d'autre part que l'on paye l'animateur pour chaque séance, y compris celles que l'on a manquées. L'analogie avec la situation analytique n'échappera à personne, mais il ne faudrait pas en conclure trop hâtivement que le Balint est une forme déguisée d'« analyse de groupe ». La méthode analytique, représentée par l'animateur, ne sert pas ici à poser des diagnostics ni à régler des problèmes personnels, ni même à « soigner le soignant », elle est un outil de travail. Elle sert à attirer l'attention, à canaliser l'interrogation des participants, à les aider à franchir des obstacles. En racontant un « cas », en faisant le récit d'une ou plusieurs rencontres avec un patient précis, chaque participant s'expose à l'interpellation de ses confrères, mais il n'est jamais menacé par cette interpellation. La vivacité, l'hésitation, mais parfois aussi l'agressivité des échanges, fréquente au début de l'existence d'un groupe, font peu à peu place à un subtil travail interactif. On dit souvent que la relation d'un cas recrée, entre le groupe et le médecin qui raconte, la tonalité de l'échange antérieur entre ce médecin et le patient dont il parle. Quand on connaît son groupe, on sait à quoi on s'expose, on sait aussi combien l'on peut bénéficier de la mise en commun d'un récit. Au fil des années, le groupe finit par accompagner mentalement chacun de ses participants, jusque dans sa pratique quotidienne. L'intervention d'un incident ou d'une situation complexe fait alors penser : « Tiens, ça, je pourrais en parler au groupe ». Cette seule évocation peut permettre de trouver un moyen de traverser l'événement, sans éviter mais sans non plus en forcer le déroulement parfois chaotique. Et le travail en groupe portera sur tout autre chose, plus anodin en apparence, mais tout aussi important en fin de compte.

Et c'est là que l'engagement du soignant dans un groupe Balint prend tout son sens : il s'agit bien d'une activité de formation en ce qu'elle assure la position de l'individu soignant face à l'individu soigné, sans pour cela en faire un rapport de force, tout au contraire : en transformant ce qui, dans les relations humaines est, *a priori*, un rapport de force, en autre chose. Un autre chose qui pourrait sans doute s'appeler une relation thérapeutique, mais pas seulement. Un autre chose qui a sans doute à voir avec l'engagement implicite que chaque soignant devrait remplir non seulement à l'égard de la personne qui fait appel à lui, mais aussi à l'égard de lui-même.

J'AIME, JE N'AIME PAS

pour les membres du Groupe où j'apprends
les pensées pas convenables…

J'aime : les gens qui s'asseyent en disant : « Oh, je viens vous voir pour pas grand-chose… » et qui restent une heure en consultation ; les visites à domicile quand il fait chaud et beau ; palper le ventre des bébés ; lire un chapitre entre le départ d'un patient et l'arrivée d'un autre ; faire des sutures, des pansements, des bandages, réparer en général…

Je n'aime pas : les gens qui disent : « Ah ben Docteur, pendant que vous y êtes, ça ne vous ferait rien de me prendre la tension ? » ; les patients qui surveillent de leur fenêtre le passage de ma voiture et me sautent dessus dès que j'ouvre la portière, et ceux qui débarquent au moment où je vais m'en aller ; reprendre le boulot après les vacances ; les bébés qui hurlent et les mamans qui disent : « Il-n'est-jamais-comme-ça-d'habitude » ; diagnostiquer une maladie grave…

J'aime : révéler à cette dame que ses « crises de foie » sont des migraines et non pas une fatalité, ni une maladie impossible à soigner ; rassurer les parents dont le bébé n'a pas pris le kilo mensuel prescrit dans les livres ; expliquer à cet homme que sa douleur thoracique est une douleur intercostale et pas un infarctus ; constater que cet autre patient est parti en oubliant son ordonnance (j'ai la naïveté de croire que c'est parce qu'il n'en a plus besoin en sortant) ; voir quelqu'un me faire signe quand je passe en voiture.

Je n'aime pas : les patients qui ne parlent pas ; les armoires de toilette pleines de médicaments périmés ; les carnets de santé dans lesquels plusieurs médecins successifs n'ont strictement rien écrit ; les mères qui disent à leur enfant Si-t'es-pas-sage-le-docteur-va-te-faire-une-piqûre ; les maris qui parlent à la place de leur femme, et le contraire ; les demandes d'ordonnance rétroactive, de certificats de coups et blessures, de papiers pour les assurances, de duplicatas pour la Sécu (et pourtant j'aime bien écrire à la main)...

J'aime répondre au téléphone, mais je n'aime pas être dérangé pendant que j'examine. Alors, je décroche !

J'aime bien ne pas faire payer, mais je n'aime pas qu'on me dise : « Ça ne vous fait rien si je reviens vous payer la semaine prochaine » ?

J'aime entendre les femmes me parler de leur contraception, de leur grossesse, de leur mari ou de leur mal de dos ou de leur mère ou de leurs problèmes de travail, mais je déteste les entendre parler de « leur » gynécologue (pédiatre, homéopathe, ostéopathe, ou médecin-que-j'allais-voir-quand-j'étais-petite).

Je n'aime pas la souffrance, mais j'aime mettre le doigt sur ce qui fait souffrir.

J'aimerais bien ne faire ce boulot que lorsque j'en ai envie. Mais je n'aimerais pas ne plus le faire du tout.

« *"J'aime, je n'aime pas" :* cela n'a aucune importance pour personne ; cela, apparemment, n'a pas de sens. Et pourtant, tout cela veut dire : *"Mon corps n'est pas le même que le vôtre."* » (Roland BARTHES)

V

ÉCRIRE POUR TOUS

La Vacation, publié en 1989, reçut un bon accueil critique. Si le livre fut peu lu, à l'époque, par le grand public, il ne passa pas inaperçu dans le monde des soignants. Faut-il s'en étonner ? Les infirmières et les assistantes sociales le lurent plus que les médecins. Au moment de publier ce roman, j'avais choisi de porter un pseudonyme pour plusieurs raisons, mais entre autres par respect pour les patientes qui consultaient au centre d'orthogénie. C'est donc à « Martin Winckler » que des revues firent parfois appel pour donner son sentiment sur le vécu de certaines situations. *La Vacation* me valut également d'être contacté par les fondateurs d'une autre jeune revue, *Sens Magazine*, pour y assurer un billet d'humeur régulier. L'aventure de *Sens* ne dura pas, mais elle marqua ma première incursion dans une revue grand public. Quelques mois plus tard, le journaliste et homme de presse Luc Jacob-Duvernet me proposait de devenir conseiller médical de *Que Choisir Santé*, dont il venait d'être nommé rédacteur en chef. Issue de la vénérable Union fédérale des consommateurs, *Que Choisir Santé* avait pour ambition de porter un regard critique et non partisan sur la santé en France. Ses analyses comparatives, entretiens, enquêtes approfondies, articles de vulgarisation sur le médicament ou sur les pratiques thérapeutiques secouaient le cocotier de la presse grand public. Malheureusement, les associations de consommateurs et lecteurs de la grande sœur *Que Choisir*, habituellement favorables aux médecines parallèles, appréciaient médiocrement que l'on fît subir à l'homéopathie ou à l'acupuncture le même regard critique qu'à la prescription des antibiotiques. Au bout de trois ans, malgré plusieurs dossiers bruyamment relayés par les médias et de fréquentes interventions de l'équipe rédactionnelle sur France-Inter, la revue cessa de paraître, faute d'avoir été soutenue par ceux-là même qui en avaient favorisé la création.

DEMANDES

Une femme entre. Elle sait ou sent qu'elle est enceinte. Elle ne veut pas le garder. Elle dit : « Vous comprenez, j'en ai déjà tel nombre. » Ou bien : « Ça n'est pas possible en ce moment. » Parfois, c'est encore plus laconique. « Je viens parce que je suis enceinte. » (Lorsque j'entendais dire ce genre de phrase, suivie d'un silence, j'étais tenté d'ajouter : et vous désirez faire interrompre votre grossesse, avec juste ce qu'il fallait de point d'interrogation à la fin pour qu'elle puisse dire « Oui ! ». Cela allait sans dire, puisqu'elle venait là. Mais je sentais qu'il fallait peut-être tout de même qu'elle le dise, elle.) Il arrive que ça n'aille pas plus loin. Quand une femme entre dans un service d'IVG, ou dans le bureau d'une assistante sociale pour le même motif, il n'y a pas toujours grand-chose à dire. On aura beau lui donner le temps de réfléchir, quand une femme vient pour ça, elle a déjà beaucoup réfléchi. Le plus souvent, la décision est prise. Elle veut que ça aille vite. Les circonstances de la demande se diluent, plus ou moins, dans les formalités administratives. Ou s'y cristallisent selon qu'on est mineure, ou immigrée, ou chômeuse, ou que le mari l'ignore.

Très souvent, il arrive que la femme parle, se raconte. La demande est l'occasion d'un long monologue, le trop-plein de non-dit déborde. Elle est dans un lieu très particulier. Presque secret. Elle parle parce qu'elle sent que ce qui sera dit ne sortira pas d'ici, n'est-ce pas, je peux vous faire confiance.

Chaque femme a des raisons propres d'interrompre sa grossesse. Ces raisons sont différentes d'une femme à l'autre, mais presque toujours très voisines. Il est sans doute discutable de généraliser, mais pour simplifier, disons qu'on observe trois situations :

– l'initiation, la grossesse qui survient au tout début, ou presque, de la vie sexuelle ;

– l'accident, l'absence ou l'échec de contraception chez une femme qui « gère ça bien d'habitude » ;

– la répétition, chez des femmes ballottées d'un boulot à un autre, d'un homme à un autre, d'une grossesse (désirée ou non) à une autre.

Peu ou prou, ceux et celles qui les reçoivent rangent mentalement les femmes dans l'une ou l'autre de ces catégories. Et, selon le cas, s'entendent ensuite dire des choses comme : elle n'a jamais eu d'information contraceptive. On ne peut tout de même pas imposer un bébé à une fille de quinze ans. Ou bien : c'est pas de chance, cette panne de stérilet / cet oubli de pilule / ce préservatif qui craque / ce médecin qui ne lui a pas dit qu'elle devait se protéger pendant l'allaitement. Ou encore : de toute manière, c'est la cinquième fois qu'elle vient, elle refuse de se prendre en charge, elle est complètement paumée et trois de ses enfants sont placés. C'est une pauvre fille. Complètement immature.

Manque d'information. Manque de chance. Manque de maturité. Très pratique, les étiquettes.

Mais bien insuffisant. Pour chaque « catégorie », il serait possible d'énumérer une douzaine de cas de figure. Qui pourraient s'inscrire dans la catégorie voisine. On comprendra que les variantes sont aussi nombreuses que les individus et on en revient immanquablement à ceci : aucune vie ne ressemble à une autre. Et chaque vie sécrète sa propre logique. Bien sûr, il est des situations que l'on comprend aisément. Certaines histoires entrent en résonance avec ce que l'on a vu ou vécu. La sympathie s'installe, d'emblée. Le dialogue se noue, dès le premier contact, et se renoue quand elles reviennent dans le service quelques semaines après l'intervention, parfois plus tôt, parfois bien plus tard.

Certaines femmes reviennent même pour faire suivre leur contraception par le médecin qui les a avortées. Je m'étonnais, au début, de les voir revenir. Je pensais qu'elles ne voudraient plus voir ces couloirs, ces visages, ces instruments, cette table d'examen. Qu'elles préféraient oublier. J'ai fini par comprendre que si les femmes revenaient nous voir c'est justement parce que nous savions. Parce qu'elles n'avaient pas à raconter. Parce que l'objet du non-dit est un acte accepté et effectué en ce lieu, avec ces personnes, et ça simplifie singulièrement les choses. Lors des consultations ou des entretiens ultérieurs, bien des femmes cherchent à formuler, en notre présence, ce qu'elles n'avaient pas exprimé ou même senti au moment de la « demande ». Elles cherchent à définir comment cet avortement s'inscrit dans leur vie de femme. Elles cherchent du sens à leur acte, et, ce faisant, donnent du sens aux actes des soignants qui les ont accueillies.

Il est classique de dire qu'on ne devient pas soignant par hasard. Michael Balint incitait les médecins à se demander qui ils soignaient, leurs patients, ou eux-mêmes ? C'est peut-être encore plus vrai ici.

Il me semble, en effet – et ce n'est pas le moindre paradoxe de cette situation – que la démarche des soignants dans un centre d'interruption de grossesse est en quelque sorte symétrique de la démarche volontaire des femmes. Les deux mouvements – événement occasionnel pour la plupart des femmes, fonction choisie et assumée dans le temps par les soignants – convergent en un même point sensible. Le verbe lui-même porte cette ambivalence : que je sois femme ou soignant, je peux dire « j'ai avorté ».

Et les entretiens, qu'ils aient lieu avant l'IVG, juste après ou quelques semaines plus tard, ne sont pas seulement un moment de dévoilement, voire de réconfort pour la femme, mais aussi un moment de réparation pour le soignant. On me pardonnera d'utiliser ce terme, mais il n'est pas fortuit. Qu'on garde à l'esprit qu'avec la maternité, le centre d'interruption de grossesse est le seul lieu de soins où les femmes viennent alors qu'elles ne sont pas malades. Contrairement à toutes les autres activités médicales, pour lesquelles la guérison (ou ce que les médecins formulent par l'expression « restitution *ad integrum* » dans les papiers de reprise après accident de travail) signe la fin de la relation, rien d'objectif ne permet de dire ici que les soins sont terminés. Tant que la parole circule, on peut penser que tout n'est pas fini. Lorsque la parole cesse, on n'est pas sûr que ça le soit tout à fait. Mais c'est souvent la parole qui permet aux femmes de continuer leur chemin et aux soignants de rester à leur poste. C'est seulement hors du geste qu'on peut (se) « soigner », éventuellement. C'est après, seulement, que le soignant peut retrouver sa fonction primitive, essentielle. Après l'IVG, les soignants ont autant besoin des paroles de la femme que la femme a besoin d'écoute et de respect. Là encore, tous les cas de figure sont possibles, entre celle qui assume entièrement sa décision, ses conséquences et les mesures à prendre ensuite (et qui va jusqu'à vous rassurer quand vous lui demandez si ça va...) et celle pour qui l'interruption de grossesse n'est qu'une parmi d'autres situations de détresse quotidienne. Mais que les femmes soient demandeuses d'écoute ou de réconfort, ou qu'elles signifient clairement qu'elles vont s'en tirer seules ou presque, le soignant cherche sa juste place dans l'événement. Il la trouve presque toujours.

Je voudrais dire un mot rapide d'une « mauvaise raison fantasmatique » de se faire avorter. Un des arguments des opposants à la loi Veil tenait en quelques mots sibyllins : « Il y a des femmes qui vont se faire avorter pour convenance personnelle. » Ce commentaire me paraît proche de la réflexion que fit naguère devant moi un médecin hospitalier, affirmant avec condescendance qu'au bout de quinze ans de légalisation, l'avortement était devenu une pratique banalisée. Je lui ai répondu qu'il voyait tous les jours dans son service des cancéreux au stade terminal mais qu'il ne me serait jamais venu à l'idée qu'il pouvait trouver ça banal. J'ai longtemps cru que ce genre de commentaire naissait de l'ignorance. Que s'« ils » venaient voir, « ils » comprendraient. Mais ce n'est pas une question de savoir, c'est une question de sensibilité. D'ailleurs, on a beau leur dire qu'on les attend, « ils » ne viennent jamais voir.

Depuis 1984 (date à laquelle j'ai commencé à travailler dans un centre d'IVG), pas une seule femme ne m'a donné le sentiment qu'elle venait là par « convenance personnelle », autant dire « par confort ». Un avortement, ça fait mal. Même avec une anesthésie locale. Même avec une anesthésie générale. Si le corps n'a rien senti, la psyché prend le relais. La psyché a horreur du vide. Ainsi, les femmes qui sont endormies demandent, à leur réveil, si c'est bien fini.

Elles ne l'ont pas senti passer. Je ne veux pas dire qu'elles veulent souffrir, mais qu'elles veulent peut-être avoir la preuve. Dans leur chair.

Donc, ça fait mal. Et pourtant, on voit des femmes revenir. Je ne parle pas bien sûr de la femme à qui il arrive deux accidents à plusieurs années d'intervalle. La vie est longue et imprévisible, et il n'est pas toujours possible de tout maîtriser. Je pense à ces quelques femmes dont on sent, quand elles sortent du service, qu'elles vont revenir, bientôt. Et revenir encore. On n'a pas le sentiment que ça leur fasse plaisir. On n'a pas non plus l'impression que ça les laisse indifférentes. Mais elles reviennent. On dirait qu'elles ne peuvent pas faire autrement. Et ce ne sont pas toujours des assistées ou des femmes « immatures ». Là non plus, les étiquettes ne collent pas.

Ces femmes-là, très peu nombreuses, il est vrai, sont celles dont les soignants redoutent le plus le retour. Quand on les voit entrer, on se dit « Mon dieu, la revoilà encore… » Et on leur en veut parce qu'elles semblent n'éprouver ni remords ni culpabilité. Ou bien on leur en veut parce qu'elles souffrent (et nous avec elles), et pourquoi n'ont-elles donc rien fait pour ne pas avoir à revenir ? Avec ces femmes-là, la parole finit souvent par se tarir. L'intervention devient peu à peu le seul lieu d'échange. La femme a épuisé la liste des « bonnes raisons » qu'elle pouvait invoquer et, à vrai dire, on ne veut plus entendre. Le soignant a le sentiment de n'avoir plus rien à proposer, il l'a déjà fait plusieurs fois, en vain. Ce silence met à nu la violence de l'interruption de grossesse et renvoie le soignant à la question implicite de sa présence entre ces murs.

Car aucune aide-soignante, aucune infirmière n'est obligée de travailler dans un service d'IVG où, par principe, ne travaillent que des volontaires. Il en va de même pour les médecins. En ce qui concerne ces derniers, en tout cas dans les hôpitaux publics, ça n'est pas non plus une question d'argent. On peut invoquer les convictions idéologiques ou l'histoire personnelle de chacun, le sentiment que si une femme veut se faire avorter, loi ou pas loi, elle le fera et je ne supporte pas de lui faire courir le risque d'en mourir en me lavant les mains, etc., etc., l'abondance de motivations fait peut-être écran à autre chose. En ce qui me concerne, malgré ma conviction que les femmes ont le droit d'interrompre leur grossesse, je ne sais toujours pas très bien pourquoi j'ai fait des avortements, pourquoi je suis passé à l'acte. Et c'est probablement cette interrogation obstinée qui explique qu'un jour, j'ai cessé de le faire. Encore ai-je pu sublimer le « vide » apparent dans un travail d'écriture (*La Vacation*), mais ce travail a-t-il vraiment comblé un vide théorique ou n'a-t-il fait que le masquer ?

Et je reviens à la symétrie. Si moi, soignant, je me demande pourquoi je suis ici, ce que j'y fais, quel est le sens de ma démarche, et si je ne vois pas poindre l'ébauche d'une réponse, comment ne pas comprendre que pour certaines femmes il en va douloureusement de même ? Que, malgré le soin, l'attention, l'écoute qui leur sont offerts, malgré la violence de ce qu'elles traversent, certaines femmes ne parviennent pas à mettre un terme – et je veux tout autant dire par là « tracer les limites » et « donner un nom » – à leur demande ?

HOMMES EN SOUFFRANCE

Au début de mes études de médecine, j'avais à l'égard des hommes le sentiment qu'ils étaient... incompris. Le discours féministe battait son plein.

Le regard que beaucoup de femmes portaient alors sur les hommes ne me paraissait pas moins suspect que celui que beaucoup d'hommes (et de médecins) avaient, jusque-là, porté sur les femmes. Vingt ans plus tard, mon opinion n'a pas beaucoup changé. Les représentations se sont modifiées, mais elles ne sont pas moins suspectes qu'avant. Les quelques réflexions qui suivent n'échappent pas à la règle. Des hommes vus en consultation dans un cabinet de médecine générale en milieu semi-rural, je parlerai nécessairement en homme avant de parler en médecin. Il en va toujours ainsi, quand bien même les médecins font semblant du contraire. Une femme médecin aurait sur le sujet bien d'autres choses à dire ou à écrire.

Au commencement, pour les étudiants en médecine, le corps de l'homme est le corps de référence. C'est sur des silhouettes masculines que l'on décrit l'anatomie et la physiologie, que l'on identifie la maladie. Or, si la femme et l'enfant font l'objet d'enseignements spécifiques, l'homme-en-tant-qu'il-est-homme se résume à deux situations : la normalité, la maladie. La puberté, la sexualité, le vieillissement de l'homme étaient, il y a vingt ans, à peine esquissés, et rapidement noyés dans l'amoncellement de pathologies toutes plus effrayantes les unes que les autres. Je ne suis pas sûr que les choses aient changé.

Il est banal – mais vrai – de dire qu'à la sortie de la faculté, le médecin a encore tout à apprendre. Lorsque j'ai commencé à exercer, je pensais naïvement bien connaître les hommes. Sous prétexte que j'en étais un. D'un autre côté, les femmes me fascinaient et me faisaient peur, tout à la fois. La pratique quotidienne a inversé ces sentiments. Car en médecine générale, l'essentiel des consultations est consacré aux femmes « en période d'activité génitale » (ainsi que les décrit le jargon professionnel), aux enfants et adolescents de moins de vingt ans, et aux personnes âgées. Les hommes consultent assez peu. C'est bien naturel : ils sont rarement malades. Comme tous les médecins qui débutent, je pensais que mon travail consisterait à soigner des maladies. Or, par la grâce des antibiotiques et le recul des maladies infectieuses, l'individu est infiniment moins menacé aujourd'hui qu'il y a seulement cinquante ans. La plupart des personnes que voit le médecin généraliste souffrent, certes, mais celles qui sont atteintes d'une « maladie » au sens classique du terme – avec ses sous-entendus d'invalidité, de déchéance et de disparition possible – sont de loin les moins nombreuses.

Nul ne peut dire si les femmes souffrent plus que les hommes (une telle généralité aurait-elle un sens ? selon quelle échelle de mesure ?) mais le fait est que, lorsqu'elles souffrent, elles le disent. Plus facilement. Plus librement. Malades ou non, les femmes de vingt-cinq à cinquante ans consultent sans trop de difficulté – elles ont beaucoup d'occasions pour le faire –, elles viennent voir le médecin pour lui parler, pas seulement pour lui demander de les soigner, mais aussi pour le questionner sur le fonctionnement de leur corps, exprimer leurs inquiétudes, leurs interrogations, et aussi parfois leurs désirs, leurs fantasmes, leurs rancœurs. Et pour parler des hommes. De beaucoup d'hommes. Leurs amis, leurs maris, leurs amants, leur père, leurs garçons.

Le féminisme a eu beau passer, on ne traite toujours pas les garçons comme les filles. Les filles « s'élèvent toutes seules ». Les garçons, eux, « ils sont durs ». Et aussi plus compliqués. Parce que bien différents de leurs mères… Ainsi, je ne compte plus les accouchées à qui les aides-soignantes des maternités (ou les grands-mères, ou les voisines) conseillent de décalotter le pénis de leur petit garçon, « pour l'hygiène », et « pour éviter que ça soit trop serré plus tard ». Certaines jeunes mères s'acquittent de cette mission sans état d'âme. Le plus souvent, ça se passe bien. C'est lorsque ça reste coincé que ça pose problème : sous l'effet de la chaleur du bain, le gland gonfle et le prépuce « décalotté » l'étrangle. Hurlements, appel en urgence et – même si le médecin (avec plus ou moins de bonheur et de hurlements supplémentaires) a arrangé les choses – hospitalisation : il faut s'assurer que tout est bien rentré dans l'ordre, que rien n'est abîmé. D'autres mères y regardent à deux fois avant de procéder à ce genre de manipulation. Elles ne savent pas faire, ou elles n'ont pas envie. Elles pensent que ça va lui faire du mal (elles n'ont pas tort...). Elles demandent si c'est indispensable. Elles sont soulagées d'entendre dire que non. Et quand on leur fait remarquer que personne ne conseille de manipuler la vulve des petites filles pour la « nettoyer », elles sont presque totalement convaincues. Je dis presque, car plus tard, la masturbation ostensible des petits garçons les gêne beaucoup. Ont-elles bien fait de ne rien faire ? Pourquoi se tripote-t-il ainsi sans arrêt ? Est-ce qu'il sera normal, plus tard ?

Les garçons, ça pose tellement de problèmes. Avoir une famille sans garçon, c'est aussi un problème. Cependant, parmi ces filles sans frère, il y en a presque toujours une qui est un « garçon manqué ». Et les mères s'en plaignent. Parce que cette fille-là, bien sûr, « elle est plus dure que ses sœurs ». À l'inverse, je suis toujours étonné de constater que, là où il n'y a que des garçons, le caractère doux et timide, presque féminin de l'un d'entre eux (celui du milieu, le plus souvent) semble ne poser aucun problème à personne, alors qu'il est source de difficultés relationnelles pour le garçon lui-même, à l'école en particulier. Les prénoms à la sonorité ambiguë (Dominique) ou terminés en « el » (Gabriel, Samuel), si fréquents chez ces garçons-là, ne sont pas pour éclaircir les choses. Quand on est médecin et qu'on se trouve face à un garçon comme ceux-là, que l'on sent la profonde étrangeté de son rapport au monde, on ne peut évidemment rien dire. (De quel droit dirait-on quelque chose, au nom de quelle « norme » ?) Mais parfois, il arrive que l'un d'eux, à l'adolescence, vienne demander (en cachette) une dispense de sport pour l'année, tant la perspective de se déshabiller ou de prendre une douche au milieu d'autres garçons lui est pénible. Dans ces situations, je me sens très incompétent.

Les filles viennent tôt demander conseil seules pour un problème gynécologique, ou pour leur contraception ; beaucoup d'autres savent signifier à leur mère de rester dans la salle d'attente. Les garçons laissent parfois leur mère les accompagner jusqu'à dix-sept, dix-huit ans. Les mères parlent à leur place, de l'acné, de la croissance, de la fatigue, des études et du sommeil : « Il faudrait peut-être lui donner un fortifiant, vous ne croyez pas, docteur ? » Quand leur mère parle, les garçons ne disent pas grand-chose. De temps à autre, ils haussent les épaules mais la plupart se laissent faire docilement, comme si tout ça n'était qu'un moment ennuyeux à passer. Certains continueront peut-être à se laisser faire et iront, plus tard, grossir le club de ceux qui viennent consulter avec leur femme.

Dans la région où j'exerce, après quarante-cinq, cinquante ans, les femmes accompagnent souvent leur mari. Elles parlent aussi volontiers à sa place, ou elles ont toujours quelque chose à ajouter car « Vous savez, docteur, il ne vous dit pas tout, ça fait bien longtemps que ça dure, il a fallu que je me fâche pour qu'il vienne et je suis venue avec lui, parce qu'il ne vous aurait pas tout dit autrement... » Et lorsqu'un homme vient seul parce que sa femme travaille ou garde les enfants, c'est elle qui prend le rendez-vous. Et qui, au téléphone, en profite pour me dire ce que (elle en est certaine) il ne me dirait pas.

Les hommes accompagnent moins régulièrement leur femme en consultation. Lorsque l'un d'eux le fait, c'est qu'elle n'a pas le permis. Et il n'entre pas, il reste dans la voiture. Ou alors, c'est qu'elle est très malade. Des nerfs, en général. Ou elle a un cancer. Lorsqu'il entre avec elle, en la soutenant parce qu'elle a du mal à marcher, on sait que c'est grave. Mais il ne dit rien, il se contente d'écouter. Il parle rarement à sa place.

Le silence relatif des hommes – qu'ils consultent seuls, ou non – me frappe d'autant plus que les femmes s'en plaignent lorsqu'elles parlent d'eux. « Il ne me dit rien. Il ne me parle pas. Il ne me dit jamais qu'il m'aime. Quand il sort avec ses copains il a toujours quelque chose à leur dire. Mais moi, jamais il ne me dit rien, encore moins des choses gentilles. »

Les hommes, il est vrai, parlent peu. Même au médecin. Ils sont presque toujours embarrassés de venir, mais camouflent de temps à autre cet embarras sous une attitude agressive, supérieure. Ils n'aiment pas venir consulter, ils viennent contraints et forcés. Ils le disent : « Je suis venu parce que ça fait longtemps que je tousse et ça empêche tout le monde de dormir. » Ou : « Je suis venu parce que ma femme a insisté. » Ils ne viennent (presque) jamais parce qu'ils l'ont jugé nécessaire (disent-ils). Ils ne viennent pas parce qu'ils sont malades, mais parce que ça ne peut plus durer comme ça. Parce qu'ils en ont marre. Ils présentent un symptôme unique, isolé, persistant. Rarement, très rarement, c'est un sifflement épouvantable lorsqu'ils respirent, ou une jaunisse carabinée, et ils savent – avant même que je ne le sache moi-même – que, une fois posé le pied chez moi, ça fera boule de neige, radio-fibro-scalpel-morphine jusqu'à la fin. Le plus souvent, c'est une simple douleur, dans le coude ou le genou, qui les empêche de travailler, de jardiner ou de courir.

Le travail est, on le sait, une cause fréquente de consultation, pour les personnes des deux sexes ; mais le sport, c'est surtout l'affaire des hommes. Par ici, les hommes jouent au football, ils font du vélo le dimanche, avec des voisins ou des collègues de bureau, en petite bande ; ils courent seuls, ou à deux. C'est en général à l'occasion de ce sport dominical ou d'activités moins physiques mais très spécifiquement masculines que les hommes de vingt à quarante ans consultent. L'entorse : « Je suis passé d'abord chez le kinésithérapeute qui a dit qu'il allait m'arranger ça, vous pouvez me prescrire les trois séances ? » ; la licence à signer : « Oui, faut que je reprenne un peu le sport, autrement je vais me rouiller. » ; mais aussi, les travaux forcés : « Je n'arrête pas d'avoir mal au dos depuis la semaine dernière, non je n'ai rien fait de particulier, j'ai juste passé le week-end à aménager les combles mais ça n'a pas de rapport, ça m'a pris deux jours après. »

Il m'est arrivé d'en voir débarquer, un hameçon fiché dans la main : « D'habitude je m'y prends mieux que ça et je pensais que j'arriverais à l'enlever tout seul, sur les poissons ça pose pas de problème, mais là, ça fait un mal de chien ! » ; ou la pulpe d'un doigt tranchée à la scie circulaire trois jours plus tôt dans leur sous-sol : « Je l'ai pourtant bien désinfecté à l'alcool à 90° (je ne comprends pas que ça ne veuille pas guérir je ne serais pas venu si le pharmacien ne m'avait pas parlé du tétanos j'ai pas dû être vacciné depuis mon service militaire). »

Beaucoup d'hommes jeunes semblent ignorer que le corps est un réseau de chair et de sang, de muscles et de tendons, que chaque segment de ce réseau peut faire mal, à un moment ou à un autre. Qu'il finit, si on le sollicite un peu trop, par atteindre ses limites, et protester. Ils sont surpris de découvrir que leur corps n'est pas inusable. Et surtout, leurs femmes ne le supportent pas. Toute douleur (toute sensation ?) durable semble à leurs yeux une menace. Car lorsqu'un homme a mal, ça passe tout seul. Ou alors, c'est que c'est très grave.

Les plus âgés ont une vision différente. Encore une fois, cela ne fait pas si longtemps qu'on peut atteindre l'âge adulte sans risquer de mourir de la polio, d'une méningite tuberculeuse ou d'une complication de la rougeole. Les moins de cinquante ans ignorent ou ont oublié ce que ça pouvait être. Les aînés se souviennent avoir vu mourir leurs frères ou leurs cousins. Ils se considèrent comme privilégiés. Ils ont travaillé plus que les jeunes de maintenant, et dans des conditions bien différentes. Alors c'est un peu normal d'avoir des douleurs. Faudrait pas vieillir ! Enfin, y a pas de quoi se plaindre, on a vu pire. Pire : le frère paralysé et aphasique qui ne fait plus rien tout seul ; le beau-frère insuffisant cardiaque suffoquant 24 heures sur 24 ; le voisin diabétique qui devient aveugle. Et ils savent aussi qu'on voit plus de veuves que de veufs.

Comment s'étonner alors que ce soient presque toujours des hommes jeunes (moins de trente ans) qui viennent consulter pour des douleurs stéréotypées : « J'ai mal là dans la cuisse et ça me remonte dans les parties » ou « J'ai une gêne au poumon, ça me fait mal quand je respire profondément pourtant je me suis arrêté de fumer il y a trois ans » ou encore « J'ai mal au bras gauche et ça me pince ici à gauche du côté du cœur, qu'est-ce que vous en pensez ? », expression d'une angoisse qui refuse de se dire. Qui ne se sait même pas exister. Qui se nie. Un homme a honte de dire qu'il est angoissé.

Les douleurs thoraciques sont faciles à dédramatiser (une douleur intercostale fait mal dès qu'on met le doigt dessus ; un infarctus, c'est rarissime avant 35 ans), celles des testicules le sont moins. Les symptômes sont pourtant pauvres. Serait-ce que leur imagination l'est aussi ? En général, ils ont mal. Un point, c'est tout. Parfois, ils ont vu quelque chose. À un endroit gênant. Contrairement aux femmes, qui décrivent en détail ce qu'elles ont ressenti dans leur sexe (sans avoir vu ni touché), les hommes qui consultent ont déjà regardé et touché. Ils en savent déjà plus que le médecin. Ils sont désolés de venir nous embêter avec ça, ils pensaient bien que ça n'était pas grand-chose mais vous comprenez, avec tout ce qu'on entend... Et ils ont beaucoup de mal à admettre que cette douleur soit une projection. « C'est tout de même pas seulement dans ma tête ». Pas « seulement ». Aussi.

S'il arrive que les hommes verbalisent leurs craintes, je ne les vois presque jamais manifester leur chagrin. Quand ils en ont, ils le masquent. Parfois, ils en ont beaucoup. Et alors, sans prévenir, ils vont se pendre, dans le cabanon au fond du jardin. De temps à autre, ils viennent pour un motif parfaitement anodin, la sempiternelle licence de sport annuelle, ou « de l'eczéma dans les cheveux » ou quelque chose d'encore plus insignifiant et, en rédigeant leur chèque, ils laissent échapper que ça fait quinze ans que leur unique fils est mort, et qu'ils ne s'en sont jamais remis.

Et puis ils redressent la tête : « Bon, si ça n'est pas grave, ce n'est pas la peine de me prescrire quelque chose, je n'étais pas vraiment inquiet, vous savez... Si je suis venu, c'est bien pour faire plaisir à ma femme. »

Je ne regarde jamais les émissions médicales à la télévision. Peut-être qu'il faudrait, étant donné ma profession. Je devrais sans doute m'intéresser aux dernières avancées de la science médicale telles qu'on les présente au public. D'ailleurs, de temps à autre ça ressort, au cours d'une consultation. Un exemple au hasard : Que pensez-vous du laser haute tension à focalisation carbonique, pour effacer les vergetures ? Comment, vous ne regardez pas la télé ?

Si, bien sûr, je la regarde, la télé. Mais les films, les entretiens genre « Une-heure-avec-Umberto-Eco », « Cinéma/Cinémas » et les feuilletons américains d'avant 1970. Je sais ce qu'on diffuse, au jour près, mais je ne jette jamais le moindre regard aux émissions médicales. Et aujourd'hui je me demande pourquoi. Ça devrait m'intéresser, non ?

Le diagnostic ultra-moderne des maladies rares à noms compliqués. Les techniques microchirurgicales employées pour remplacer une valve cardiaque par quelque chose qui fait plus de bruit, mais qui fonctionne bien mieux. La culture en étuve de la couenne de porc pour refaire de la peau aux brûlés. Les procédés de conservation et de transport en hélicoptère des foies, des reins, de la moelle osseuse, des cœurs, des globules rouges et des blessés de la route. Les essais de médicaments de la dernière chance sur des malades condamnés. Les bulles aseptiques dans lesquelles des petits garçons jouent au train électrique. Les femmes enceintes grâce au sperme d'un inconnu et à l'ovule prêté par la belle-sœur. Les hommes dont le bras coupé a été remis en place (il est raide, mais il tient). Les enfants aux crânes rasés qui lèvent leurs grands yeux fatigués vers la caméra et à qui on tend un micro en demandant s'ils se sentent bien, ici, dans le service. Et puis, entre deux séquences, le ton neutre et bienveillant des hommes en blouse blanche disant que le traitement est difficile mais les résultats encourageants, vingt-cinq-pour-cent-de-survie-à-cinq-ans et nos malades font preuve d'une volonté et d'un courage tout à fait extraordinaires.

Oui, peut-être que je devrais regarder. Mais je ne peux pas. Parce que j'ai peur.

J'ai peur qu'un jour, on aille vraiment très loin, qu'on ne se contente pas de nous montrer en temps réel la fécondation *in vitro* – quelle merveille, ces couleurs ! – mais qu'il vienne à l'esprit de quelqu'un de la filmer d'un bout à l'autre la petite fille, depuis ses premières échographies, en passant par son premier cri, son premier rhume, son premier pas, ses premières règles, son premier enfant, son premier cancer, sa première chimio et jusqu'à son dernier soupir. Le tout commenté, expliqué par un guide en blouse blanche et nœud papillon, professeur de biothanatologie médiatique appliquée, département d'imagerie, CHU de Tourmens-Nord.

Je sais, je sais, je déraille. Mais c'est sans doute pour ça que je ne regarde pas les émissions médicales. Parce qu'elles me donnent des cauchemars.

RELATIVIEté

En 1962 – j'avais sept ans –, j'ai fait une pneumonie. Avec des signes méningés. On m'a administré des antibiotiques. Apparemment – je touche du bois ! – j'ai guéri. En France, avant 1950, on mourait encore souvent de pneumonie. De typhoïde. De péritonite. Des complications de la rougeole. De septicémies consécutives à un accouchement ou à une infection urinaire. De tétanos. De diarrhée. Si on ne mourait pas d'infarctus et de cancers variés, c'est parce qu'on mourait d'abord de tout ça. Certes, il n'y avait pas de Sida. Mais il y avait la tuberculose, qui menaçait tout le monde et frappait sans prévenir. Oui, on a oublié, on ne sait plus qu'il y a quarante ans, les maladies infectieuses étaient l'ennemi numéro un, le mode de sélection le plus « naturel » et le plus imprévisible qui soit. Et puis, les antibiotiques ont débarqué. Vous en avez sûrement une boîte dans un tiroir.

Depuis quarante ans, la thérapeutique, la démographie médicale et le niveau de soins ont fait un grand bond. Aujourd'hui, en France, un médecin généraliste voit relativement peu de malades au cours d'une année d'exercice. Ça vous étonne ? Réfléchissez une seconde : combien de fois êtes-vous allé voir un médecin, cette année ? Pour quel motif ? Pour faire faire des certificats d'aptitude sportive. Pour remplir un dossier d'assurances. Pour lui parler d'une douleur du genou, de l'épaule, du côté – là, près du cœur – qui a fini par passer toute seule. Pour des migraines qui n'étaient plus mensuelles mais bihebdomadaires. Pour un enfant qui n'arrêtait pas d'avoir la goutte au nez. Ou qui ne travaillait pas bien à l'école. Ou qui était nerveux. Ou qui ne mangeait rien. En tout cas, moins bien à la maison qu'à la cantine. Et d'ailleurs, il ne mange toujours rien !... Pour lui parler de votre mère, qui vieillit mais que vous ne pouvez pas prendre chez vous c'est trop petit mais qu'est-ce qui va lui arriver si elle tombe de son lit la nuit, comme le mois dernier ?... Pour vous plaindre d'un travail épuisant, d'un chef de service emmerdant, parler d'un cousin mort dans un accident de voiture, d'un mari que vous ne supportez plus. Pour parler. Parfois, parce que ça n'allait pas bien. Mais rarement parce que vous étiez malade. Peut-être même que vous vous sentiez parfaitement bien mais que vous vouliez lui faire commenter les examens de sang que vous avez subis récemment, ce n'est pas que j'étais inquiet mais puisque c'est gratuit et un petit bilan de temps à autre ça ne fait pas de mal c'est vrai je n'ai que trente-six ans mais avec tout ce qu'on voit !

Aujourd'hui, à première vue, être médecin est un métier nettement moins difficile qu'il y a cinquante ans.

Parfois, pourtant, je me demande si à certains égards on a vraiment « progressé ». Le plus souvent, les gens que je reçois souffrent. Pas des mêmes choses qu'il y a cinquante ans, mais ils souffrent. Et comme ils vivent plus longtemps, ils souffrent plus souvent. Et comme ils savent que leur vie finira par finir, leur peur de souffrir ne fait que croître avec le temps. Et avec tout ce qu'on voit !

Il faut reconnaître que le discours ambiant – médical et profane – est de plus en plus terroriste : êtes-vous bien sûr que vous mangez « normalement », que vous baisez « normalement », que vous avez le « bon » poids, la « bonne » taille, le « bon » lit, la « bonne » fréquence respiratoire, le « bon » cholestérol ? Vérifiez donc vos facteurs de risque, on ne sait jamais.

De plus en plus terroriste, et de plus en plus indécent. Dame ! Si l'on veut stimuler le réflexe culpabilité-portefeuille, rien ne vaut de caresser en direct la tête des enfants en chaise roulante, de montrer en gros plan les vieillards décharnés, de faire parler depuis leur poumon d'acier les jeunes filles en attente de greffes salvatrices. Quant aux nourrissons contaminés par les transfusions hasardeuses, ça crève le cœur de savoir qu'ils sont séropositifs, mais ça évite de penser qu'ils sont sous-alimentés, et qu'ils ont largement le temps de mourir d'une mauvaise grippe. Pire, encore ! Vous avez vu le reportage suivant, sur la couche d'ozone ? Glaçant...

Malgré le catastrophisme ambiant, il y a des gens – comme vous et moi – qui font leur petit bonhomme de chemin. Vivent leurs petits bonheurs la chance. Leurs projets, leurs désirs. Et sans se soucier plus que ça des petits maux quotidiens de leur corps sensible – J'ai mal au pied, si ça ne passe pas je prendrai une aspirine – ils continuent. Ils savent très bien que la vie, c'est risqué... De temps à autre, pour rassurer leur famille, leurs amis, ils vont consulter un médecin. Qui ne prend pas son cabinet pour celui du Dr Frankenstein. Qui examine le problème posément, dit qu'il n'est pas indispensable de faire un scanner et prescrit un vague truc en sachant qu'ils ne l'achèteront pas – d'ailleurs je ne sens plus rien, il me l'avait bien dit. Des médecins comme ça, j'aimerais qu'il y en ait plus. Ça compenserait un peu, peut-être...

Il y a quelque temps – j'avais trente-quatre ans – j'ai fait une pneumonie. En me voyant arriver, le radiologue a souri. Il m'a pris pour un médecin hypocondriaque – il en voit tellement ! Par contre, quand je suis allé récupérer le cliché, il m'a considéré avec une sorte d'ébahissement inquiet. Il a fini par dire que ma radiographie évoquait irrésistiblement une tuberculose et pourtant c'est de plus en plus rare, enfin, dans nos milieux... euh... Vous fumez ? Non ? Ah ben tant mieux ! Avec tout ce qu'on voit...

Moi, je n'ai pas vu de tuberculose. J'ai pris des antibiotiques. Cette fois-ci encore, j'ai guéri. Je pense que ça marchera encore la prochaine fois. Je sais, ça ne marchera sans doute pas toujours mais, après tout, la vie, c'est risqué...

COMMENT SOIGNER SON MÉDECIN

Un médecin, ça n'est pas toujours patient.

Il en a parfois assez de répéter toujours la même chose sur la pilule, les rhumes, les vaccinations, les rhumes, les examens du huitième mois, les rhumes, les bronchites, les rhumes, les douleurs du dos, les rhumes, les cancers-qui-n'en-sont-pas-mais-qui-sont-bien-plus-nombreux-que-les-cancers-qui-en sont-vraiment (mais vous savez comment c'est, avec tout ce qu'on voit !), les rhumes, les certificats pour le sport, les rhumes, les angines, les otites, les rhinites purulentes, les rhinopharyngites récidivantes et les cors au pied.

Un médecin, ça ne travaille pas pour le bonheur de l'humanité, mais parce qu'être médecin, c'est un boulot. Un médecin ça n'aime pas que les gens soient malades, ça aimerait ne soigner que des gens en bonne santé. Un médecin ça n'aime pas donner des médicaments ; s'il le fait, c'est parce que l'imposition des mains, ça ne marche pas. Un médecin, ça a envie d'étrangler les parents quand ils menacent les mômes de leur faire faire des piqûres s'ils ne sont pas sages. Car un médecin, ça éprouve de la sympathie pour certains de ses patients, et de l'antipathie pour d'autres.

Bref, si vous ne le saviez pas (et si vous l'aviez oublié, il n'est pas inutile qu'on vous le rappelle), un médecin c'est un individu comme un autre. Il a une voiture qui ne démarre pas, des problèmes de percepteur (oui, je sais, il y a des problèmes de percepteur qu'on aimerait tous avoir...), une tendinite du genou qui l'empêche de faire ses dix kilomètres trihebdomadaires – mais pas ses visites à domicile –, le front qui se dégarnit, un beau-frère qui a fait une colique néphrétique la nuit dernière, des amis qui viennent lui raconter leur vie quand ils ont des soucis de santé ou de couple, des enfants qui disent qu'ils ont mal au ventre quand il rentre le soir, des proches qui meurent de maladie dans des hôpitaux où il ne connaît personne. Bref, à force d'être médecin tout le temps, un médecin a parfois envie de faire autre chose.

Bon, quand vous y réfléchissez, il a autant de problèmes que vous, cet homme. Peut-être même plus. Vous, le mal au cou que vous aviez ce matin en vous levant, c'est presque une aubaine, vous n'irez pas travailler aujourd'hui, et puis ça va passer, dans trois jours, il n'y paraîtra plus. Tandis que votre médecin, quand votre cou sera guéri, et que vous aurez oublié son existence et jeté son ordonnance, il sera encore médecin. Parce qu'être médecin, c'est incurable !!!

Or, un médecin, ça s'use si on s'en sert mal. Un médecin, pour qu'il soit utile, opérationnel, performant, et pour qu'il dure longtemps, il faut le ménager. Vous allez le consulter ? Vous sentez bien que vous n'avez rien de grave ? Alors, faites un petit effort ! Souriez-lui en arrivant en consultation, ça lui fera plaisir. Demandez-lui des explications en lui montrant que c'est juste pour vous instruire, et pas pour l'embêter : ça le détendra. Dites-lui que vous n'avez pas forcément besoin de traitement si ça n'est pas nécessaire : il aura l'illusion que vous avez été guéri rien qu'en le voyant. Conseillez-lui de prendre des vacances (sans lui dire qu'il a l'air fatigué, ça le vexerait). En deux mots : soignez-le.

Il vous en sera éternellement reconnaissant et, avec tout ce qu'on voit, on peut toujours avoir besoin d'un médecin...

LA RELATION

Vous souffrez d'une douleur oppressante, d'une gêne indéfinissable, d'une inquiétude ancienne, d'une anxiété démesurée, d'une arcade sourcilière ouverte. Vous avez une toux qui n'en finit pas. Une gêne en avalant. Un saignement préoccupant. Un rhume.

Il serait temps que vous preniez rendez-vous avec un médecin.

Des médecins, il y en a partout. Vous n'avez que l'embarras du choix. Sur les affichettes des kiosques, sur les écrans, à la radio, dans l'armoire de la salle de bain, sur les listes électorales, sur votre table de chevet, sur les boîtes de surgelés, sur l'étiquette de votre ceinture lombaire.

Il y a des médecins sur tous les fronts. Du front croate aux Restaurants du Cœur. De l'infarctus survenu au squash, à la grossesse des femmes de plus de soixante ans. De l'intervention *in utero* à l'autopsie. (« Oui, nous comprenons votre réticence, mais ça permet de mieux comprendre la maladie. »)

Ah, ces médecins, quel courage ! Quel dévouement ! Les cancérologues, les gynécologues-inséminateurs, les chirurgiens-transplanteurs-plombiers. Vraiment, ils sont formidables ces médecins ! Dans le quartier, il y a même quelques généralistes. Quel médecin irez-vous consulter ? Le meilleur, bien sûr. Mais lequel ?

Il y a le médecin-Médecin. Si vous craignez qu'il vous trouve des maladies graves, lui, il redoute de passer à côté... Il traque la maladie impitoyablement, vous examine sous toutes les coutures, toutes les doublures.

Au moindre doute – et il en a toujours – prise de sang radio résonance magnétique, colonoscopie.

Il ne dit rien, mais vous voyez bien que ça le préoccupe. Et ça vous embête, qu'il soit préoccupé. Il croit, au fond, que tout individu est un cancéreux potentiel.

S'il cherche bien, partout, et assez longtemps, il finira par trouver quelque chose... En pratique, 999 fois sur 1 000, il n'y a rien à trouver. En désespoir de cause, il vous prescrit tout de même une tartine de médicaments, vous n'aurez pas fait tout ça pour rien. Soulagé, vous acceptez l'ordonnance sans avouer que vos symptômes ont disparu la veille du scanner. Vous achèterez le sirop, pour cet hiver. Et puis, les anti-douleurs, ça peut toujours servir.

Il y a le médecin-Psychospéléologue. Il ne vous touche pas mais vous fait raconter votre vie. Quel que soit le motif, si vous venez le voir, ça veut sûrement dire quelque chose ! Il vous bombarde de questions : « Votre mari, son boulot ? Et vos enfants, à l'école ? Et vous, sexuellement ? etc. Auriez-vous perdu un être cher tout récemment ? », etc., etc. Pendant des heures.

Pour abréger, vous finissez par raconter n'importe quoi – on a toujours quelque chose à raconter. Il vous recommande instamment de revenir le voir, chaque semaine, à la même heure. Tant que ça n'ira pas. Ça vous fera beaucoup de bien de parler. Vous n'osez pas lui dire que vous veniez pour un renouvellement de pilule.

Quant au médecin-Stressomane, il n'a pas le temps. Il ne se souvient pas de votre nom ni de ce qu'il vous a prescrit – pourquoi n'avez-vous pas rapporté l'ordonnance de la fois précédente ? Il aurait suffi qu'il recopie ! Il est sans arrêt au téléphone, d'ailleurs il a deux lignes, quand il raccroche l'une, l'autre se met à sonner. Il vous écoute à peine entre deux appels, il voit ce que c'est pas la peine de vous déshabiller, il vous adresse à quelqu'un qui vous arrangera ça, Drring ! Excusez-moi et, le combiné coincé entre l'épaule et le menton, il jette trois graffitis sur une ordonnance. « Vous trouverez le numéro de téléphone du spécialiste dans les pages jaunes. Ça fera 150 francs. »

Sans oublier le médecin-Autrechosopathe. Il est différent, prévenant, attentif, paternel, presque mystique. Il vous fait longuement parler du chaud et du froid, de l'acide et de l'amer, du sucré, du salé, des otites de votre bébé, de vos règles irrégulières, de votre peau sèche et de vos selles molles. Il a toujours une explication, l'énergie qui se bloque, le stress qui s'accumule, le climat qui se dilate, l'intestin qui proteste, le système végétatif qui manque d'eau. Il voit le monde... autrement. Il dispense des granules, pose des aiguilles, vous regarde dans le blanc des yeux. Il vous prend par la douceur. Vous vous laissez faire.

Tout ça, me direz-vous, ce sont des images, des caricatures.

La réalité d'une consultation chez le médecin, c'est probablement trois quarts d'heure d'attente, dix minutes d'entretien cinq minutes d'examen et « Combien vous dois-je ? » suivis d'une demi-heure debout dans la pharmacie. « Ce médicament ne se fait plus, j'essaie de joindre votre médecin mais ça sonne toujours occupé. »

La réalité, c'est que vos troubles persisteront malgré le traitement, un jour ça va, un jour non mais c'est la vie, de toute manière avec le boulot que je fais et puis on n'en meurt pas. La réalité, c'est qu'un rhume bien soigné guérit en une semaine, et qu'un rhume pas soigné s'envole en huit jours.

La réalité, c'est que le médecin, moins on le voit, mieux on se porte... C'est tout juste si vous le consultez trois fois par an. Pour une bricole, un certificat sportif.

Le médecin, vous n'en avez pas vraiment besoin. Moins que du boulanger ou du garagiste. Il vous dépanne. Qu'il soit bon ou non, ça n'a pas tellement d'importance.

Parfois, tout de même, c'est plus sérieux. Quelque chose ne va pas. Ça vous tracasse, ça vous préoccupe. Et vous allez en parler à votre médecin.

« Je voulais vous demander, Docteur... Je ne suis pas malade mais, comment dire ? Est-ce que c'est normal de ne pas avoir d'enfant au bout de six mois de mariage ? D'avoir une jambe de cinq millimètres plus courte que l'autre ? D'avoir le nez un tout petit peu de travers ? Et cette veine un peu gonflée sur ma jambe, j'ai peur de faire une phlébite, vous n'auriez par l'adresse d'un bon spécialiste ? »

Ou encore : « Je suis fatigué. Je ne dors pas. J'ai envie de pleurer. Ça fait longtemps que ça dure. Vous ne pourriez pas me prescrire un arrêt de travail et du Temsa, pour dormir ? »

Ou même : « J'ai des doutes sur ma partenaire, vous ne pourriez pas me prescrire un test ? J'ai de la colite chronique, prescrivez-moi une cure à Luchon... Je ne peux pas aller faire ce stage, vous pourriez pas me faire un certificat ? »

Face à ce type de requête, les médecins réagissent diversement. Untel refuse tout de go. Vous vous jurez de ne jamais retourner le voir. Quel sale type ! Un autre accepte sans rien dire. Comme c'est sympa ! Enfin, d'un autre côté, c'est peut-être par lâcheté : s'il ne veut pas, vous irez en voir un autre. Et puis, il y a une troisième catégorie d'individu. Celui-là ne dit pas non en vous montrant la porte, il ne baisse pas la tête pour gribouiller à toute vitesse, mais il pose son stylo. S'il le juge nécessaire, il vous examine tranquillement, puis, quand vous êtes rhabillé, croise les bras et dit : « Ça ne va pas bien, on dirait. » Et vous vous surprenez à dialoguer, parfois assez longtemps, jusqu'au moment où vous sortez. Vous êtes pensif. Il s'est passé quelque chose. Vous réalisez qu'en parlant, vous avez mis le doigt sur ce qui vous faisait mal.

Certains médecins se plaignent que leurs patients sont revendicatifs ou geignards. Certains patients reprochent à leur médecin d'être autoritaire ou inexistant. Et certaines personnes ont avec leurs interlocuteurs une relation de bonne intelligence.

Qu'on soit médecin, qu'on soit patient, on a la relation qu'on mérite.

L'UNIVERSITÉ MÉDICALE FRANÇAISE EST-ELLE SCIENTIFIQUE ?

En 1973, commencer ses études de médecine dans une faculté de province (à Tours, en l'occurrence) était une chance : le numerus clausus, s'il paraissait défavorable (deux cents places en seconde année pour huit cents étudiants affrontant le concours) n'était pas insurmontable, et tous ceux qui remportaient l'épreuve avaient depuis peu la perspective de fréquenter des amphithéâtres confortables et de devenir automatiquement externes. Jusqu'en 1968, en effet, on devenait externe puis interne par concours. Les étudiants qui n'étaient ni l'un ni l'autre recevaient une formation sans beaucoup de contacts avec les malades et, surtout, sans grande responsabilité de soin.

En 1973, l'enseignement de la médecine était fondé sur deux axes principaux : le cours magistral, dispensé *ex cathedra* par les professeurs en chaire (parfois), par leurs chefs de clinique et/ou assistants (souvent) ; l'hôpital universitaire, où externes et internes entraient en contact avec la réalité de la maladie dans des services hyperspécialisés. Dans ces services, noyé parmi la masse des soignants et des autres élèves, l'externe était souvent abandonné à lui-même. Parallèlement, il devait, sans aide pédagogique, s'y retrouver dans des matières complexes, nombreuses, parfois antagonistes, à l'aide de trois outils : les cours qui lui étaient dispensés, la bibliothèque de la faculté et... les médecins hospitaliers avec qui il sympathisait. De par la longueur des études entreprises, l'objectif final (devenir médecin, c'est-à-dire soignant) s'en trouvait souvent masqué et beaucoup d'étudiants se focalisaient essentiellement sur leurs examens semestriels. Les cours, malheureusement, avaient ceci de particulier qu'ils étaient conçus moins en fonction de leur valeur pédagogique que de l'intitulé des questions d'examen. La « question rédigée » ayant cédé le pas aux QROC (questions à réponse ouverte et courte) et autres QCM (questions à choix multiples), il importait en effet de livrer, en cours, les réponses aux questions qu'on se préparait à poser... Reflets fidèles de la mentalité française en matière de pédagogie, les étudiants fréquentaient obstinément les cours magistraux, au contenu simplificateur et rudimentaire, et délaissaient les enseignements dirigés pour lesquels des pédagogues véritablement inventifs avaient rédigé des exercices pratiques de grande qualité... Ces enseignements en petit groupe exigeaient cependant de l'étudiant qu'il les ait préparés et qu'il s'exprime devant le praticien-animateur (qui ne demandait que ça). Il n'était donc pas rare que ces séances facultatives ne soient fréquentées que par une poignée d'individus motivés. Devant les étudiants français qui n'en comprenaient pas l'intérêt, les étudiants étrangers (américains, en particulier) s'étonnaient non seulement de cette défection, mais du sous-emploi manifeste de la bibliothèque, qui renfermait bien plus que le meilleur des cours en amphithéâtre. Mal subventionnée, obligée de faire des coupes sombres dans les périodiques ou d'aiguiller les lecteurs vers tel médecin hospitalier abonné à telle revue spécialisée, la bibliothèque de la faculté de médecine de Tours était une vaste salle très lumineuse, d'où les étudiants en médecine étaient le plus souvent absents... sauf pendant les périodes d'examens. Certains livres n'y avaient jamais été empruntés, d'autres n'y étaient jamais ouverts parce qu'ils étaient en anglais, tandis que ceux qu'avait signés tel ou tel enseignant de la faculté disparaissaient ou faisaient l'objet d'un photocopiage intensif même lorsqu'ils dataient de dix ou quinze ans. Et si l'on consultait le cahier de suggestion d'achat, on constatait avec stupéfaction qu'entre 1974 et 1979, trois étudiants seulement y avaient suggéré l'acquisition d'un livre ou d'une revue.

Quant aux contacts personnels entre étudiants et médecins hospitaliers, ils étaient, on l'imagine, très variables selon les services fréquentés. Étant donné le nombre d'étudiants, il fallait bien en envoyer quelques-uns dans des services de médecine non clinique (la biochimie, l'hématologie...), où les malades étaient rares ; le tirage au sort permettait cependant d'envoyer ces mêmes étudiants dans des services plus « cliniques », comme la cardiologie, la chirurgie osseuse, la psychiatrie ou la réanimation. Bien entendu, tous les services étaient des services spécialisés : la médecine générale n'existait pas (et elle n'existe toujours pas) dans les hôpitaux universitaires. Pour les étudiants qui voulaient devenir médecins généralistes, il était très difficile de ne pas se dire que cette branche-là de la médecine était quantité négligeable dans les CHU français.

Le « tronc commun » de formation était également parasité par un autre phénomène : très tôt, chaque étudiant devait décider s'il allait, ou non, préparer le concours d'internat. Cette interrogation, omniprésente, conditionnait l'avenir : l'internat était la « voie royale » ouvrant sur la carrière hospitalo-universitaire ou, au minimum, sur une spécialité. La chirurgie, l'obstétrique, par exemple, ne pouvaient se concevoir sans être interne. L'on assistait alors à un curieux phénomène : soucieux de décrocher un poste qui, de l'avis presque général, représentait la « seule formation valable pour un médecin », beaucoup d'étudiants choisissaient des stages d'externes « non formateurs » (lire : peu contraignants) pour préparer leur concours. Ils se consacraient essentiellement aux cours et aux « conférences d'internat » au cours desquelles des internes en titre faisaient bachoter une vingtaine de candidats sur des questions dont la liste était (en principe) remise à jour régulièrement mais dont la rédaction devait obéir à un schéma immuable. Aujourd'hui encore, cette liste brille par ses lacunes. On comprend ainsi que les internes de CHU soient, dès la préparation du concours, perdus pour la population générale : ne visant que l'« élite », ils négligent les patients et les souffrances de tous les jours.

En huit ou dix ans, même sans être interne en titre, un jeune médecin pouvait malgré tout apprendre la théorie dans les livres et les revues récents, la pratique au lit du malade au cours de ses stages d'externe, puis comme « faisant fonction d'interne » pendant deux ou trois ans dans des hôpitaux non universitaires. Là, des praticiens beaucoup plus polyvalents – et beaucoup plus proches des réalités – que leurs confrères des CHU leur apprenaient le quotidien d'une médecine où il faut savoir tout faire car, dans le monde réel, la maladie ne se spécialise pas !

À la fin des années 1970, avant de reprendre ou de créer un cabinet de médecine générale, le jeune médecin sorti de la faculté de Tours avait l'occasion, pendant de nombreux mois, de remplacer des confrères installés. Il constatait alors parfois que ces médecins, pas beaucoup plus âgés que lui, souvent dévoués et aimés de leurs patients, avaient des connaissances en pharmacologie si rudimentaires qu'ils ignoraient les indications et les effets secondaires des médicaments efficaces, mais n'hésitaient pas à prescrire des produits sans aucun intérêt sous la pression de la visite médicale. Il faut expliquer que la faculté de médecine de Tours n'a mis en place un enseignement spécifique de la thérapeutique qu'à la fin des années 1970. Tours étant, à l'époque, considérée comme « pilote » (elle fut la première et la seule à introduire, sous la forme d'une épreuve de contraction de texte, le français au concours de première année), tout porte à croire que les choses n'allaient pas mieux dans les autres universités françaises. Or, la thérapeutique, si elle n'a connu son grand essor qu'après les années 1950, est tout de même le fer de lance du médecin. Comment expliquer qu'elle ait été encore considérée comme secondaire vingt-cinq ans après l'apparition des antibiotiques ? Comment expliquer que la création, en 1981, de la revue *Prescrire* ait représenté un événement sans précédent dans le milieu médical français, alors que la Grande-Bretagne, les États-Unis, les pays scandinaves et bien d'autres disposaient déjà de revues et d'enseignements sur le médicament ? Tout simplement parce qu'il y a vingt ans, dans les facultés, les représentants de chaque spécialité se chargeaient (en principe) d'enseigner le traitement des maladies qu'ils connaissaient, et qu'on venait juste de comprendre qu'il ne serait peut-être pas superflu d'enseigner aux futurs médecins les fondements de la pharmacologie générale…

Vingt ans plus tard, les choses ont-elles changé ? Ce n'est pas sûr. Prenons deux exemples :

1) Il y a deux ou trois ans, le ministre de la Santé (c'était alors Philippe Douste-Blazy) annonçait qu'un enseignement des traitements de la douleur serait rendu obligatoire dans les facultés de médecine. Comment mieux dire que le symptôme le plus courant dans l'humanité tout entière n'existait pas, jusqu'alors, dans la formation des médecins français ? Enfin, si, il existait. Mais en tant que symptôme, seulement. Pas en tant qu'objet de soin.

2) Aujourd'hui même, alors que l'utilisation de morphiniques de substitution prescrits par les médecins se généralise chez les toxicomanes, la prescription de morphine en guise d'antalgique pour les patients cancéreux reste, en France, l'une des plus irrationnelles de tous les pays industrialisés. Pourquoi ? La réponse est probablement multiple. L'idéologie chrétienne de la souffrance rédemptrice y est probablement pour quelque chose, mais ne faudrait-il pas aussi incriminer l'un des maîtres mots de la médecine française de toujours : « La douleur est un symptôme cardinal que l'on doit respecter » (c'est-à-dire : laisser s'exprimer). Le troisième facteur et sans doute le plus grave, c'est l'ignorance. L'ignorance des médecins (de l'ensemble de l'université médicale française) concernant la pharmacologie en général et celle des antalgiques en particulier est telle que l'on voit chaque jour ces médicaments d'une importance fondamentale prescrits à doses insuffisantes, ou dans des situations notoirement inadaptées (tous les antalgiques ne soulagent pas toutes les douleurs...) et cela, dans tous les lieux de soins, de la clientèle de médecine générale au grand service spécialisé. Un dicton bien connu du milieu résume la situation : « Les médecins prescrivent la morphine à raison de la moitié de la dose efficace, et l'infirmière administre la moitié de la dose prescrite. » Cette ignorance mêlée de peur irrationnelle illustre l'une des lacunes les plus profondes de l'université médicale française : elle sait apprendre aux médecins à faire des diagnostics complexes, mais elle n'a jamais su leur apprendre à soigner. Car depuis cent cinquante ans, la médecine française, est avant tout une médecine « d'écoles », fondée sur le culte de la personnalité de mandarins plus préoccupés de décrire et d'attacher leur nom à des maladies que de soigner des malades (Pourquoi donc croyez-vous que les maladies portent

le nom des médecins qui les ont décrites, et non celui des patients qui en ont souffert ?)

Il y a vingt ans, l'université médicale française était encore soumise à l'héritage du XIXe siècle ; on y mettait principalement l'accent sur la nosologie (description académique des maladies) et la sémiologie (étude des signes et symptômes). De l'époque pas si éloignée où être un « bon médecin » consistait avant tout à poser un diagnostic correct, et être un « grand médecin », à poser un diagnostic difficile, la « Faculté » gardait une grande méfiance à l'égard des examens complémentaires (sauf de la radiologie, réputée « objective ») et des traitements médicamenteux, encore inutiles avant 1945, la chirurgie ayant longtemps été la seule thérapeutique avérée. La hiérarchie hospitalo-universitaire était, jusqu'à une période toute récente, entièrement fondée sur les titres honorifiques et la cooptation. Un Professeur était nommé à vie (chose inimaginable en Grande-Bretagne ou aux États-Unis), il dirigeait selon ses propres convictions, ses propres lubies et ses propres axes de « recherche » le recrutement, le fonctionnement et les habitudes thérapeutiques de son service et, par conséquent, l'enseignement dispensé aux étudiants qui dépendaient de lui ! Ce système quasi féodal, profondément, culturellement ancré, les médecins français ne l'ont pas encore tout à fait dépassé.

Signe de cette ignorance (du moins, de l'insuffisance de leur formation), les praticiens français font partie des plus gros prescripteurs au monde de médicaments inefficaces, d'examens complémentaires inutiles et de gestes thérapeutiques injustifiés. Et ils sont probablement ceux que la visite médicale organisée par les laboratoires pharmaceutiques influence le plus.

Tout ça, la faute à qui ? Pas à l'université, tout de même ! Les praticiens sont libres ! Certes. Mais qui les a formés ? Ou plutôt, qui ne leur a pas appris que la prescription d'un antibiotique, d'un antihypertenseur ou d'un anxiolytique devait obéir à des critères scientifiques, et non pas seulement à leur « sens clinique » ou à la demande des patients ? Et qui a omis (et omet peut-être encore) de leur inculquer les principes fondamentaux de toute profession scientifique ? Car le savoir évolue sans cesse ; le praticien doit constamment se tenir au courant des progrès du savoir et il doit aussi constamment garder en éveil un certain sens critique à l'égard de la « nouveauté ». Mais pour exercer ce sens critique, il faut disposer de l'appareil de pensée et des outils adéquats. Or, depuis qu'elle existe, la « formation médicale continue » a longtemps été confiée aux (ou plutôt : confisquée par les) spécialistes hospitalo-universitaires. Et pour reprendre l'exemple de Tours, j'ai assisté, il y a seulement une dizaine d'années, à une séance de « FMC » au cours de laquelle un chirurgien orthopédiste expliquait à des médecins (qui avaient payé pour venir), comment ils devaient faire le diagnostic des arthroses de hanche qu'ils lui enverraient à opérer…

Cet aspect vertical de la relation « pédagogique » entre l'université et les médecins « de base » est une constante bien difficile à réformer. Aujourd'hui encore, l'impact du « Professeur » reste entier, dans la communauté médicale comme dans le grand public. L'opinion personnelle d'un mandarin demeure, quoi qu'on en veuille, une règle d'or dans ce pays et dans ses médias, même si ce mandarin est incompétent (ou simplement inexistant) aux yeux de la communauté scientifique internationale – ce dont aucun journal français ne se fera l'écho, bien entendu. Le concept d'une médecine rationnelle, telle que la conçoivent les Anglo-Saxons, les Allemands ou les Scandinaves, ne fait pas encore le poids devant les arguments parfaitement irrationnels, les théories franco-françaises sans fondement et des préjugés antédiluviens qui ont la vie dure. Il n'y a pas si longtemps, il fallait encore expliquer aux médecins français que la « crise de foie » n'existait pas, qu'il s'agissait d'une migraine accompagnée de symptômes digestifs, et que son traitement passait par les antalgiques et non par les « dépuratifs hépatiques ». Aujourd'hui encore, une « maladie » comme la spasmophilie existe exclusivement dans le vocabulaire et les livres médicaux français, et la France est encore, et pour longtemps, le seul pays au monde où l'on interdit aux femmes portant un stérilet de prendre de l'aspirine ou des anti-inflammatoires, sous peine d'un risque théorique de grossesse, invoqué par les seuls gynécologues de l'Hexagone. Or, ce risque n'a jamais été démontré et, si l'on prend la peine de lire les études que les Anglo-Saxons ont consacré à plusieurs centaines de milliers de femmes porteuses de stérilet pendant plusieurs années d'affilée, il s'avère que ce risque est purement fantasmatique. L'inconvénient, c'est que ces études sont écrites en anglais, et que la pensée de l'université médicale française est désespérément allergique aux langues étrangères.

Mais, me dira-t-on, l'université n'a-t-elle pas changé en vingt ans ? N'a-t-elle pas dû se plier aux lois de la realpolitik sanitaire (économies budgétaires = efficacité) ? Sans doute. Cette adaptation se fait-elle au profit d'une plus grande scientificité des médecins ? Ce n'est pas sûr. Si les RMO (références médicales opposables) ont fait si grand bruit, c'est parce que les médecins français prescrivent encore massivement de manière irrationnelle, et qu'ils ne supportent pas qu'on le leur dise.

Or, la qualité scientifique d'un enseignement se mesure à la compétence de ceux qui en sont issus. Ici, il s'agit non seulement de celle des jeunes installés, mais aussi des praticiens chevronnés qui, pour se tenir à jour, dépendent des livres, des revues, des conférences que produisent les hospitalo-universitaires, et des réunions agrémentées de petits fours qu'organisent les laboratoires pharma-ceutiques. Il est significatif, d'ailleurs, que la revue *Prescrire,* qui seule dans notre pays parle du médicament en termes scientifiques d'une objectivité quasi dogmatique (parfois au détriment d'une certaine souplesse de pensée) soit née autour d'un noyau de médecins généralistes, résolument, politiquement en rupture avec l'université. Certes, de nombreux spécialistes hospitaliers compétents sont devenus leurs collaborateurs, mais ils sont très souvent « atypiques » de l'institution. De même, on ne compte pas les associations locales ou régionales de généralistes qui prennent en charge, de manière intelligente et imaginative, leur propre formation. Ici encore, les hospitalo-universitaires ignorent le plus souvent leurs activités. Et ne parlons pas du mépris souverain dans lequel les médecins de CHU, ou issus des CHU, tiennent les généralistes-enseignants chargés de préparer les résidents (internes de médecine générale en fin d'études) à leur pratique toute proche.

Aujourd'hui, il semble qu'il y ait un frémissement de renouveau dans le discours universitaire. Je viens d'avoir sous les yeux la nouvelle édition d'un grand traité français de médecine interne (le « Godeau ») rédigé par des spécialistes hospitaliers de toutes les disciplines. Par sa conception, son contenu, le ton de ses textes, cet ouvrage colossal me semble plus proche des livres anglo-saxons actuels que des ouvrages français qui faisaient malheureusement autorité naguère. Mais il s'agit d'un livre de médecine interne, donc réservé aux cinq cents internistes français et à un certain nombre d'autres spécialistes. Il coûtera quelque chose comme mille deux cents à mille cinq cents francs, et peu de généralistes en feront l'acquisition. Et même s'il traduit une évolution nette dans la littérature médicale rédigée par les – et destinée aux, spécialistes – quand fera-t-on bénéficier de cette rigueur scientifique les revues, la formation continue et la formation initiale des futurs praticiens de médecine générale ? Quand, enfin, l'université médicale française se décidera-t-elle à être véritablement scientifique, mais aussi à se mettre au fait des réalités quotidiennes de la médecine de soins – autrement dit : des véritables problèmes sanitaires de la population française ?

VI

LITTÉRATURE ET MÉDECINE

Parmi les lecteurs de *La Vacation* se trouvait Gérard Danou, médecin et lecteur passionné de littérature consacrée au corps souffrant. Il fut à l'origine d'un colloque à Cerisy-la-Salle intitulé « Le corps souffrant entre médecine et littérature », en juillet 1994. On put y entendre, entre autres, des communications de Philippe Roussin, Anne Clancier, Anne Roche, Jean Métellus, Jean-Pierre Bertrand, Jacques André, Antoine Faivre, autour des œuvres de Louis-Ferdinand Céline, Victor Segalen, Jean Reverzy, Gottfried Benn, Georges Duhamel, mais aussi Maurice Roche, J.K. Huysmans, Henri Michaux et Jules Verne. Co-organisateur du colloque, j'eus l'honneur d'y prendre la parole le premier. Je n'avais pas préparé de communication, à proprement parler, mais j'y lus trois fragments de ce qui deviendrait *La Maladie de Sachs*. Sont reproduits ci-après la présentation de ma communication et le deuxième de ces textes (« L'observation »), sensiblement différent de la version finale.

J'eus de nouveau l'occasion de parler des liens entre médecine et écriture à l'invitation du critique Claude Burgelin au colloque « Témoignage et Fiction », organisé par l'université Lumière Lyon II, en mars 1995. Ma communication, « Témoin à gages », fut précédée par la lecture d'un « Petit afflictionnaire médical ». Après l'avoir initialement inclus dans *La Maladie de Sachs*, je l'en ai retiré sur le conseil de quelques lecteurs du manuscrit (Philippe Lejeune et Anne Roche, en particulier). Déjà publié dans *Les Cahiers de la Villa Gillet* (n° 4, 1996) et dans le numéro 10 de la revue belge Écritures, dirigée par Michel Zumkir et Rossano Rosi, il est reproduit ici dans une version révisée, ainsi qu'un autre « chapitre oublié » du roman.

SOIGNER, ÉCRIRE : LA MÉDECINE SELON MARTIN WINCKLER

à Joëlle Molina et Marie Didier

Il peut sembler paradoxal d'inaugurer ce colloque avec un écrivain inconnu, même si cet écrivain est médecin. En quoi un médecin, fût-il écrivain, serait-il d'ailleurs mieux placé pour parler du corps souffrant qu'un autre ? Il peut par ailleurs paraître vaniteux, de la part de cet écrivain, de confier le soin de parler de lui… à son alter ego, l'individu qu'il est dans la vie courante, normale, la vraie vie, la non-fiction comme diraient les Anglo-Saxons. Mais paradoxe et vanité(s), vie et fiction ne sont-ils pas au cœur du sujet qui nous réunit ?

Il ne s'agira pas ici de donner la lecture critique d'une œuvre. De lecture critique, il ne peut jamais être question en parlant de ses productions propres (ou impropres). D'œuvre, il n'est pas encore question, tout juste de geste d'écriture, de démarche, de tâtonnements. La production écrite de Martin Winckler/Marc Zaffran n'est en effet pas importante, puisqu'elle comprend un roman, *La Vacation* (publié en 1989), une demi-douzaine de nouvelles, une cinquantaine de chroniques parues en revue, deux romans en gestation, une monographie et quelques articles consacrés à des séries télévisées américaines, et un journal composé d'une trentaine de cahiers et carnets de tous formats, régulièrement tenu depuis 1976, mais par essence non destiné à publication.

Il n'est pas non plus ici question de répondre aujourd'hui à des interrogations fondamentales – mais somme toute un peu creuses – comme : « Qu'est-ce qui pousse un médecin à écrire ? », « Quels sont les liens profonds entre écriture et médecine ? », ou pire : « Comment la médecine nourrit-elle votre production littéraire ? »

Ce que le double rédacteur de ce texte (Martin Winckler et Marc Zaffran, Marc Zaffran et Martin Winckler) va donc s'efforcer de faire est plutôt de donner à voir quelques sections d'un labyrinthe dont il est encore trop tôt pour dire s'il sera un jour achevé, mais dont on peut affirmer que, quoi qu'il arrive, et même muni de deux noms, de deux casquettes, celle d'un médecin défroqué et celle d'un écrivain obscur, je n'en sortirai pas vivant.

Je voudrais, je l'avoue, profiter égoïstement de notre présence ici pour procéder à une sorte de repérage, comme un navigateur faisait périodiquement le point au sextant avant l'avènement des balises Argos. Je voudrais aussi donner un aperçu fragmentaire, peut-être anecdotique, mais sincère, de ce que peut être le regard d'un individu qui se trouve, par une série de circonstances inextricables, en grande partie inexplicables, être à la fois médecin et écrivain…

Médecin, écrivain. Écrivain, médecin. J'ai toujours eu beaucoup de méfiance, voire un certain mépris, pour les écrivains-médecins, ou les médecins-écrivains. Quel que soit le sens dans lequel on la dise, l'expression sonne faux, il y a quelque chose qui cloche. Peut-on être les deux à la fois ? C'est-à-dire, sans que l'une des deux activités en pâtisse ? Car, dans notre imaginaire, ni l'une ni l'autre ne souffrent la médiocrité. Le médecin, je devrais dire le bon médecin (peut-il en exister de mauvais ?) est dévoué, proche, sympathique, patient, ouvert, bon, humaniste, compatissant, fort, rassurant, fiable, fin diagnosticien, habile praticien, subtil confident, parfait adepte de la neutralité bienveillante. Vous en avez sûrement un dans vos souvenirs, ou dans votre agenda.

L'écrivain… Non, je ne me risquerai pas à le définir. L'écrivain est quelqu'un qui écrit, qui passe beaucoup de temps à écrire. Autant que le médecin passe de temps avec ses patients. Peut-être plus. C'est sans doute là que le bât blesse. Une même personne peut-elle passer autant de temps à faire deux choses aussi différentes, aussi opposées ?

Soigner, écrire. Écrire, soigner. Il y a entre ces deux termes et ce qu'ils recouvrent un gouffre et des ponts de singes (ou de signes). Pourtant, les deux activités paraissent *a priori* tout à fait étrangères. Soigner, c'est s'occuper de l'autre. Écrire, c'est se préoccuper de soi. Pour soigner, il faut laisser sa porte ouverte, répondre au moindre appel, accepter de ne pas dormir et de rouler de nuit, savoir rester debout sans pisser pendant des heures, oublier son corps et ses soucis propres. Pour écrire, il faut tourner le verrou. Débrancher le téléphone. Refuser de parler, d'entendre et de voir autre chose que la page ou l'écran. Savoir rester assis sans pisser pendant des heures. Se fermer aux autres et à leurs histoires souvent malpropres, pour finalement en raconter de pires.

Ce sont quelques-unes de ces histoires, extraites d'un travail actuellement en cours, que je voudrais vous lire.

L'observation

« Bonjour mon p'tit docteur !

— Bonjour, madame Renard. Asseyez-vous. »

Je pose mon porte-monnaie sur le coin du bureau, j'ôte mon gilet, je le pose sur la chaise, je déboutonne ma blouse, j'ôte ma blouse, je la pose sur le gilet, je déboutonne mon cardigan, j'ôte mon cardigan, je le pose sur la blouse, je déboutonne ma robe, je la retire, je la dépose sur le cardigan, j'ôte ma combinaison, je la dépose sur la chaise parce qu'autrement tout va tomber, et je lève les yeux vers toi.

« C'est-y la peine que je retire ma gaine ?

Tu hoches la tête en fermant les yeux.

— Ça ira comme ça... Qu'est-ce qui vous amène, aujourd'hui ?

— Eh ben, comme d'habitude, je viens pour les médicaments. Et pour la tension, pasque ça va pas en ce moment, ça tourne le matin quand je me lève et pis le midi quand j'ai fini de souper, et pis le soir quand j'enlève mes bas, j'ai du mal en me redressant, ça m'jetterait... Et pis j'ai mal, j'ai toujours mal là au cœur. »

Je pose la main sur mon sein, je ferme les yeux, je hoche la tête plusieurs fois de gauche à droite et de droite à gauche, je soupire, je hoche la tête plusieurs fois de haut en bas et de bas en haut et enfin je te regarde. Debout, devant moi, tu souris. Tu es très grand. Tu parais moins jeune que quand tu es arrivé, mais tu es toujours aussi grand. Il est vrai que je ne le suis pas, moi. Tu me fais signe de m'installer.

Je m'allonge sur le lit bas. Tu tires vers toi la chaise placée sous la fenêtre et tu t'assois à mon chevet.

Tu prends le stéthoscope, l'appareil à tension. Tu enserres mon bras. Tu glisses les écouteurs dans tes oreilles. Tu presses la poire. Le brassard me serre le bras. Tu dévisses. Ca siffle. Le téléphone sonne.

« Et zut ! »

Tu dévisses la molette complètement. Le brassard se dégonfle. Tu abandonnes le tensiomètre, mais tu gardes le stéthoscope autour du cou. Tu te lèves à la seconde sonnerie, tu fais trois pas vers le bureau, tu décroches.

« Docteur Sachs, j'écoute... Bonjour monsieur... Oui... Oui, bien sûr... Non... Non, je ne l'ai pas encore reçue... Oui, je comprends... Je pense qu'elle arrivera avec le courrier de demain... Je vous rappellerai dès que je l'aurai reçue... Je vous en prie, au revoir monsieur. »

Tu raccroches. Tu reviens t'asseoir près de moi.

« Excusez-moi...

— On est toujours dérangé, quand on est docteur !

— Mmmhh... »

Tu reprends la poire, tu gonfles, le brassard serre. Tu dévisses. Tu regardes le cadran. Tu soupires. Tu hoches la tête en fronçant les sourcils. Tu regonfles. Le brassard serre un peu plus qu'avant. Tu regardes le cadran. Tu dévisses très doucement. Le brassard se dégonfle très, très lentement. Je sens mon pouls palpiter dans mon bras. Tu hoches la tête en souriant. Tu soupires.

« C'est bien.

— Combien y a-t-il cette fois-ci ?

— 15/8.

— Ah ben la dernière fois j'avais moins. C'est-y normal ?

— Oui, vous savez, ça peut varier un peu d'une fois sur l'autre...

— Mais c'est pas très régulier, quand même, j'ai pas deux fois la même tension quand je viens vous voir. Je prends pourtant bien mes médicaments, matin et soir. Des fois j'oublie le soir, alors je me relève dans la nuit pour les prendre, mais c'est pas souvent, comment ça se fait-y que ça soit pas toujours pareil d'une fois sur l'autre ?

— C'est parce que ça varie. Entre 15 et 14, il n'y a pas une grosse différence…

— Mais vous allez m'augmenter le traitement ?

— Non, non pas du tout, c'est très bien comme ça…

— Parce que 15, c'est beaucoup, non ? Faudrait pas que ça augmente encore comme l'an dernier que vous n'étiez pas là j'avais dû appeler un autre médecin… »

De l'autre côté de la cloison, on entend retentir la sonnette de l'entrée.

« Ah bon ? J'étais en vacances ?

— Non, mais c'était un dimanche et j'avais appelé et votre téléphone m'avait répondu que vous étiez pas là et vous êtes venu le lundi matin…

— Oui, évidemment, le dimanche vous savez…

— Enfin c'est toujours comme ça quand on a besoin du médecin il est pas toujours là au moment qu'il faudrait c'est que je veux pas changer de médecin, moi vous comprenez je suis contente de vous depuis que vous êtes là c'est mieux, avant il fallait que j'aille jusqu'à Lavinié et mon fils pouvait pas toujours m'emmener alors il fallait que je demande au voisin et pis, dame ! j'y payais l'essence alors c'était toute une affaire, et pis fallait attendre des fois une heure si c'est pas deux, c'est que le docteur Jardin de Lavinié il en a une belle clientèle, ah, ça ! alors que vous, ici, quand vous vous êtes installé au début j'étais contente, surtout quand j'ai vu que vous veniez dans l'ancienne école juste en face, c'est pratique je vous vois arriver, je sais toujours si vous êtes là et je peux venir avant qu'il y ait du monde, surtout qu'au début y en avait pas beaucoup et on se demandait si vous alliez rester… »

On frappe à la porte.

« C'est pas vrai ! »

Tu te relèves, tu poses le stéthoscope sur le petit meuble bas. Tu vas ouvrir la porte intérieure, tu pousses la porte de communication. J'entends une autre voix que la tienne, traînante, un peu geignarde.

« Bon-jour mo-ssieur. Il veut pas un pa-nier, le docteur ?

— Non merci, je suis en consultation, je n'ai besoin de rien.

— Votre femme elle est pas là ?

— Non, je n'habite pas ici. Merci. Au revoir.

— Bon, ça fait rien, au re-voir... »

Tu refermes la porte intérieure. On entend la porte de communication se rabattre avec un cliquetis. Tu es à nouveau près du lit. Quand je suis allongée, tu es encore plus grand.

« Tenez, madame Renard, vous allez pouvoir vous relever...

— Ils sont ennuyants, ces romanichels, je comprends pas que le maire les laisse camper sur le terrain près du stade, ils sont sales, je vais lui dire Lucien tu devrais pas les laisser s'installer là après y a des vols et ils laissent plein de saletés, leurs queniots n'ont même pas de chaussures, ils sont sales c'est inc'oyable – han ! »

Tu m'aides à m'asseoir sur le lit bas. Je me penche en avant, une deux trois et je m'assois.

« Il est bien bas, vot'canapé, mon p'tit docteur...

— Mmmhhh... Bon, et bien c'est très bien, cette tension...

— Oh là là oui mais qu'est-ce que je souffre des jambes, vous savez, les comprimés que vous m'avez donnés l'autre fois ils m'ont calmé un jour, à peine deux et pis ça a recommencé, remarquez ça m'étonne pas ça fait cinquante ans que ça dure et ça peut pas s'arranger d'un seul coup mais là alors vos médicaments y m'ont rien fait du tout... »

Tu me regardes. Tu t'assois à nouveau. Tu te penches vers mes jambes.

« Où avez-vous mal ?

— Un peu plus bas... (Tu appuies sur les mollets) AÏÏÏE ! Oui, ouhlàmondieu que ça fait mal, oui c'est là...

— Oui, je vois ce que c'est, c'est musculaire... Vous savez bien que quand on est un peu fort, comme vous, les muscles des jambes travaillent beaucoup plus...

— C'est pas la circulation ? »

Tu hoches la tête...

« Tt-tt.

— Mais faut que j'vous dise aussi y a mon cœur euhlàmondieu que je souffre, l'autre nuit c'était offreux c'que j'ai souffert mon mari il m'a grondé pasque j'l'empêchais de dormir, et pourtant il m'avait touchée la veille...

— Touchée ?

— Ben oui vous savez bien, mon mari l'était toucheux dans le temps, il arrêtait le feu, il avait un don, maintenant bien sûr il le fait plus beaucoup sauf à moi et d'habitude ça me fait bien mais là j'avais mal c'était offreux...

— C'est toujours la même douleur sous le sein ?

— Oui, là sur le cœur-faut-y que j'enlève ma gaine ?

— Non, penchez-vous en avant. »

Je me penche. Tu te lèves de la chaise, tu poses un genou sur le lit près de moi et tu appuies au milieu de mon dos juste entre les omopl-OUUUUÏÏÏÏE !

« Mmoui, je vois ce que c'est, toujours la même douleur intercostale ça commence entre vos deux vertèbres là vous sentez ?

— Ouïïïe oui, ça fait mal...

— Et ça fait le tour par devant, n'est-ce pas ?

— Oui...

— Ce n'est pas le cœur, je vous l'ai déjà dit, c'est toujours la même douleur du dos qui se projette devant...

— Ah… C'est pas la peine de passer un cardiographe, alors ?

— Non…

Tu te remets debout devant moi, tu me tends les mains, tu m'aides à me relever.

— Venez, madame Renard, montez sur la bascule pour qu'on voit si votre poids a changé…

— Euhlàmondieu, j'ai sûrement pas perdu ! »

Je m'approche précautionneusement de la fenêtre. Tu déplaces le pèse-personne dans ma direction. Je monte précautionneusement sur la bascule. Tu me tiens la main. Tu la lâches. Tu regardes les chiffres que je ne peux pas voir.

« Combien qui y a ?

— Effectivement… ça n'a pas bougé. »

Tu retournes t'asseoir au bureau. Je redescends de la bascule.

« Je peux me rhabiller ?

— Mmmhh… »

Je ramasse la combinaison qui a glissé sur le sol, je l'enfile, puis je reprends la robe, je la reboutonne, puis j'enfile la blouse, je remonte la fermeture à glissière, je prends le gilet, je le mets, je le reboutonne, j'approche le fauteuil en toile noire du coin du bureau, je m'assois et je pose la main sur mon portemonnaie.

Tu ne dis rien. Tu ne lèves pas les yeux. Tu écris sur une fiche bristol, tu t'appliques à écrire, ça écrit beaucoup, un médecin. Et avant de devenir médecin, ça a dû beaucoup écrire. Prendre des notes, des pages et des pages de notes pendant les cours magistraux, assis au fond d'un amphithéâtre alternativement bruissant et houleux selon la popularité et la faconde de l'orateur, de l'oratrice, ou l'importance relative de la bonne parole qu'il/elle est censé(e) délivrer. Prendre des notes, écouter, retranscrire, ne pas rater le schéma au tableau, ne pas oublier deux C trois 0 six H dans la formule inscrite à la hâte, à peine lisible sur le vert mal brossé. Demander à son voisin ce qu'il a dit. Relâcher son attention lorsqu'il/elle, tourne la page sur le bureau, ou ne se retrouve plus dans ses notes. Noter, gribouiller, couvrir la feuille quadrillée de graffitis, de petits dessins obscurs ou obscènes, y inscrire l'irritation et l'impatience, le sentiment d'inutilité de cette parole qui s'écoulc, monocorde, dans plusieurs centaines de paires d'oreilles. Noter vaguement, un chiffre, une phrase limpide et rare, la définition enfin compréhensible d'un terme jusque-là opaque : « anémie réfractaire », « transmission cholinergique », « sclérose latérale amyotrophique » et puis quoi, encore ? Noter, c'est faire semblant. D'entendre. De comprendre. D'enregistrer. De retenir. D'écrire. Plus tard, dans la journée et les années d'après, écrire ce ne sera plus simplement prendre des notes, mais rédiger. Des observations, des questions d'internat. Des observations : interrogatoire (qu'est-ce qu'il vient foutre ici, celui-là ?), histoire de la maladie (depuis quand est-ce qu'il nous fait ça ?), examen clinique (c'est vrai, ce qu'il me raconte ?), examens complémentaires (est-ce que je vais l'avoir aujourd'hui, cette radio ?), diagnostic (encore un truc à la mords-moi-le-nœud), conduite à tenir (perfusion, comprimés, injections, kiné, chirurgie, chimio), conclusion-pronostic. Rédiger. Dans l'ordre. Que ce soit immédiatement compréhensible par le Patron. Qui ne lira pas, puisqu'il interroge au lit du malade : « Qui s'occupe de cette dame ? – Moi, monsieur… – Allez, je t'écoute ! – Eh bien voilà, Mme Leroux est entrée il y a cinq jours pour suspicion de cancer du col de l'utérus métastasé… – Mais elle pleure ! Pourquoi pleurez-vous, madame ? »… Au nez du malade, ânonnée l'observation, pas vue, pas lue, pas crue. Nulle et non avenue, l'observation. Sauf peut-être une nuit, pour l'interne de garde – Zorro, cape et stétho pour tout un hôpital – appelé à deux heures du matin par une infirmière inquiète « Vous pouvez venir en Hémato Adultes ? C'est pour une dame qui ne va pas bien... » – qui sera bien content entre l'infirmière (je ne la connais pas je ne remplace que depuis hier et la nuit dernière elle a dormi) et la dame gémissante (HmmmHmmmmm j'aimalj'aimal j'aimals'ilvousplaîts'ilvousplaîtj'aimalj'aimalj'aimal) d'y retrouver ses petits : hémorragie le 27 au soir... transfusion plaquettes le 28... myélodysplasie stade IV... aphtose buccale géante très douloureuse... traitement purement palliatif : antalgiques majeurs dans la perf'. et si persistance, morphine à la pompe – et de pouvoir prendre une décision pas trop endormie, pas trop attentiste, pas trop je m'enfoutiste, pas trop conne, pas une décision de docteur (Z'avez qu'à lui coller un calmant elle dormira) mais de soignant, une décision-transmission orale ET écrite en toutes lettres dans le cahier des infirmières et sur la feuille d'observation : deux ampoules d'Indolens dans sa perfusion, deux autres dans vingt minutes si elle souffre encore et ensuite une toutes les quatre heures systématiquement. Oui, systématiquement, les antalgiques il faut les donner à titre préventif, inutile d'attendre qu'elle se plaigne, l'Indolens ne fait de l'effet que pendant quatre ou cinq heures, donc inutile de chercher à voir si elle se remettra à souffrir, c'est tout vu, donc JE DIS : SYSTÉMATIQUEMENT, en toutes lettres et souligné quatre fois, pour qu'à son tour ce soit lu, pas de blague, pas d'entourloupe, l'infirmière de nuit ne l'a pas inventé, il l'a écrit et signé de son nom, celui-là il met toujours son nom dans la marge quand il est appelé de nuit, pas peur comme les autres de laisser des traces, pas peur qu'on lui reproche ses conneries s'il en fait, il signe.

– L'observation qu'on torche, qu'on bâcle, qu'on oublie, qu'on égare, qu'on fait voyager de service en service sans que personne ne jette un œil dessus (sauf le patient lui-même, abandonné à lui-même dans un couloir sur un fauteuil roulant, dans l'attente d'une consultation qui ne vient pas et qui se risque à ouvrir la grande enveloppe, à en tirer le résultat des derniers examens – Tiens, je croyais qu'ils ne l'avaient pas encore reçue, leur anapatte, qu'est-ce que ça dit ? Conclusion : choriocarcinome testiculaire au stade invasif. Probables métastases hépatiques pulmonaires et cérébrales – mais ça, c'est curieux, c'est pas noté sur l'observation...)

– L'observation en principe rangée dans le dossier, et qu'on recherche avec un fol espoir afin de rédiger la lettre de sortie, le compte rendu d'intervention, ou le dernier courrier après décès « Mon cher confrère, j'ai le regret... » et on vitupère si elle ne contient rien de bien précis parce que cette semaine-là l'externe révisait et n'est pas venu, l'interne était surchargé et puis de toute manière il a horreur d'écrire, quant au chef de clinique tu l'as déjà vu mettre un mot sur une observ', toi ? et on sourit d'aise si jamais elle contient quelque détail précis – description détaillée de l'escarre fessière ou lombo-sacrée (apparue après deux jours d'hospitalisation en raison de l'hémiplégie et malgré les soins et dont la cicatrisation était en très bonne voie) – qui permettra de varier un peu les plaisirs, le contenu de la lettre avant d'arriver au fin mot – Lorsque, malheureusement, au soixante-et-unième jour d'hospitalisation, survenue d'un épisode aigu de trouble du rythme ventriculaire ayant (en dépit des manœuvres de réanimation intensive au cours desquelles la patiente subit d'ailleurs deux fractures de côtes) entraîné la mort (sans intention de la donner mais c'est tout comme).

– L'observation qui devrait être rédigée avec autant de rigueur qu'une Question d'Internat (initiales QI, mais oui Madame !) norme française, étalon du savoir médical, incontournable unité de valeur permettant de séparer le bon grain (j'avais un très bon conférencier, c'était un salaud on a cravaché mais il nous a bien formés et maintenant je te crache mes questions d'internat sans coup férir) de l'ivraie (je suis resté assis près d'une vieille dame pour lui tenir la main, et après, franchement, j'avais plus la force) avec sa structure et sa terminologie intangibles, centenaires, éprouvées bonifiées et polies par des générations d'internes et de patrons plus doctes les uns que les autres – quoique discrètement aménagées et adaptées au goût du jour, technologie médicale galopante oblige – et son titre évocateur, laconique mais unitaire, synthétique mais universel : Hémophilie. Infarctus du Myocarde. Tumeurs Cérébrales. Polyarthrite Rhumatoïde de l'Enfant. Polynévrites. Syndromes Paranéoplasiques et autres Fariboles. La Question d'Internat, forme autour de laquelle discours, pensées et gestes de toute une caste se sont édifiés, fortifiés, rigidifiés afin de produire cette merveille de la civilisation contemporaine, la Médecine Française. Ah, la Médecine Française. Naguère (oui, naguère : ça ne fait jamais que cinquante ans) fer de lance de La Lutte contre les Maladies Vénériennes et la Tuberculose, aujourd'hui à la pointe de La Lutte Contre le Cancer-qui-n'en-a-plus-pour-longtemps-avant-qu'on-parvienne-à-le-vaincre-définitivement-une-fois-pour-toutes-depuis-le-temps-qu'on-vous-le-promet-et-c'est-vrai-que-tous-les-espoirs-n'ont-pas-encore-été-exaucés (les traitements sont pour bientôt, les vaccins sont pour juste après) mais-nous-progressons-chaque-jour-et-nos-malades-sont-très-courageux-et-une-aide-financière-des-familles-de-futurs-cancéreuxserait-la-bienvenue. La Lutte contre les Maladies Génétiques (de bon-thon). La Lutte contre la Stérilité de l'Ovaire Gauche… La Lutte contre le Mal. La Médecine Française, fierté nationale, avec ses chirurgiens émérites et sauveurs de vies innombrables, ses réanimateurs de talent, ses dermatologues distingués, ses chercheurs dévoués et ses Professeurs bien en chair, si doctes et si prolixes à la télévision, qui ont tant de merveilles à révéler, tant d'expérience à transmettre qu'ils ne parviennent pas à se retenir d'écrire des traités, des précis, des manuels, de volumineux ouvrages scientifiques publiés à quelques centaines d'exemplaires destinés à leurs pairs, mais aussi – car n'est-ce pas aux malades en puissance que tout médecin s'adresse ? – des témoignages, des entretiens, des essais, des réflexions, en un mot, puisqu'il faut appeler les choses par leur nom : des livres, mais avant ça, avant que la secrétaire du service ne revienne le soir (pour rien mais pour eux) remettre au propre comme au figuré les points sur les i et les tirets à la ligne de leurs graffitis presque illisibles, combien en auront-ils noirci des pages, des ordonnances, des courriers, des observations, des bordereaux d'examens complémentaires, de leurs pattes de mouche, tout petit sur le bristol quadrillé que tu as sorti de mon gros dossier. Tu arrives au bout du bristol et tu le retournes. L'autre face est déjà remplie. Tu soupires. Tu te retournes vers un petit meuble à tiroirs placé sous la fenêtre, tu ouvres un tiroir, tu en sors un nouveau bristol quadrillé. Dans le coin, en haut à gauche, tu inscris mon nom – Renard Marguerite – et tu le soulignes de trois traits, en haut à droite un chiffre – 18 – et tu l'entoures d'un cercle. Tu te remets à écrire mais c'est trop petit pour que je puisse lire.

« Qu'est-ce que vous allez me donner comme médicaments pasque les autres l'autre fois ça m'a pas fait bien très longtemps… Tu lèves les yeux, tu me regardes par dessus tes lunettes.

— Qu'est-ce qui vous avait le mieux soulagée ?

— Ah ! Ben j'sais pas bien… Y a plus grand-chose qui me soulage, sauf les grosses gélules vertes que vous m'aviez fait préparer par le pharmacien l'autre fois, elles sont bien grosses mais elles me font bien de temps à autre quand j'arrive pas à les avaler je les ouvre et je les mélange à la soupe, mais ça fait moins bien… Il me semble voir un sourire s'esquisser au coin de tes lèvres.

— Il vaut effectivement mieux les avaler entièrement… Est-ce qu'il vous en reste ?

— Euhlàmondieu oui vous m'en aviez marqué pour trois mois mais comme je souffrais pus j'ai arrêté et comme j'ai recommencé à souffrir l'autre soir je me suis dit faut que je retourne voir mon p'tit docteur pour une fois qu'à quatre-vingts ans passés j'ai un docteur au bout de la rue faut que j'en profite on a bien assez cotisé et puis vous êtes si gentil… »

TÉMOIN À GAGES

Au commencement de mes études de médecine, il y a les amphithéâtres. D'abord, celui des cours. Il est plein. Les étudiants se pressent sur les gradins, ils s'invectivent, ils se chamaillent les sièges du dixième rang, pour les réserver à leurs camarades retardataires, suffisamment loin de l'estrade pour être perdus dans la foule, suffisamment près pour pouvoir copier au quart de poil le schéma ou la formule que l'on ne manquera pas de voir tomber à l'examen. Il y a aussi l'autre amphithéâtre, celui qui sent le formol. Les morts anonymes, abandonnés, oubliés, y reposent immergés, osseux ou obèses, blanc-bleu, à demi écorchés, dans l'attente d'une nouvelle séance de dissection. Certains y restent longtemps et leurs cadavres deviennent noirâtres, informes, leur peau s'en va comme un vêtement en lambeaux. Tout en les farfouillant, les internes de chirurgie s'amusent à impressionner les étudiantes de première année et reluquent leur chair fraîche de donzelles plus ou moins baisables. Et puis il y a la salle d'autopsie, où l'on incise à grands coups de couteau les hématomes des femmes assassinées, où l'on découpe les calottes crâniennes à la scie électrique, où l'on jette le cerveau, le foie, la rate sur une balance de boucher, où l'on découpe l'utérus pour vérifier que la victime n'était pas enceinte au moment des faits.

Dans *People will talk*, film méconnu mais bouleversant de Joseph Mankiewicz, Cary Grant, debout près du corps recouvert d'une jeune femme désespérément morte, s'adresse aux étudiants assis sur les gradins. Il leur dit en substance : « Il ne faut pas confondre le cadavre d'un être humain avec un être humain. Ici, devant vous, vous avez un cadavre. Le fait qu'il se soit agi d'une jeune femme n'y change rien. On ne vous demandera pas de disséquer ses sentiments mais ses muscles, ses organes, ses membres, et quand vous l'aurez fait et que vos cahiers seront pleins, vous saurez tout ce que la médecine vous demande de savoir… sur l'anatomie humaine. »

Au commencement, quand on « fait médecine », c'est souvent pour la gloire, pour l'argent, pour le pouvoir. Rarement, mais quelquefois quand même, pour soulager l'humanité souffrante. Ce qu'on ignore pendant longtemps (ce que certains ignorent même toute leur vie), c'est que c'est surtout pour se soigner soi-même, quand ce n'est pas pour soigner l'ensemble de sa famille.

Mon père était médecin. Il était pupille de la Nation. Sa mère, qui faisait des ménages, pensait que s'il faisait médecine, il ne serait jamais mobilisé. Bien sûr, elle se trompait.

Après trois ou quatre années de cours désincarnés, de croquis absurdes, de concepts abstraits, il y a l'hôpital. D'étudiant en médecine, je deviens externe. L'externe, c'est le larbin, le bon à tout faire. Toutes les sales tâches sont pour lui. Courir après les radios, découper les électrocardiogrammes, agrafer les résultats d'examen. Mais il est là pour apprendre. À examiner un patient. À rédiger une observation.

Apprendre à examiner c'est parfois effrayant. Toucher le corps de l'autre, écouter les bruits étranges et encore inintelligibles d'un cœur, d'un poumon. Assister à la lente asphyxie d'un insuffisant cardiaque, aux pansements d'une orbite déchiquetée par un cancer. Ou à des choses plus drôles : on grimpe sur un tabouret au-dessus de la table d'opération pour tenter de distinguer ce qui se trafique dans les chairs sanguinolentes, et on voit le chirurgien lever la tête et lancer : « Tu vois cette artère ? Complètement bouchée. Tu fumes ? Quoi ? Non ? Tu n'as jamais fumé ? Où est l'anesthésiste ? Venez là, Geneviève, venez voir ce qui vous attend si vous n'abandonnez pas les Camel. »

Mon père souffrait d'intolérance au tabac. Quand je suis né, il avait plus de quarante ans, il ne fumait plus depuis plusieurs années. Pendant les trente années qui ont suivi, je l'ai toujours vu une cigarette à la bouche, parfois un cigarillo Panther, mais il ne l'allumait jamais.

Je n'avais pas peur du corps de l'autre. Ni de la chair, ni de la merde, ni du sang. La seule chose qui m'ait jamais soulevé le cœur, ce sont les glaviots verdâtres flottant dans les crachoirs en carton, au chevet des bronchitiques chroniques. Ce dont j'avais peur, c'est de la douleur qui suintait de chaque corps allongé.

Rédiger une observation, c'était consigner sur le papier la somme des renseignements accumulés au sujet du (je devrais dire « sur le ») malade qui venait d'entrer, selon un plan immuable : I. Présentation. II. Antécédents personnels et familiaux. III. Histoire de la maladie. IV. Examen clinique. V. Examens complémentaires. VI. Diagnostic. VII. Traitement. VIII. Pronostic. Et, jour après jour, noter les événements nouveaux, résultats d'examens, incidents, hypothèses du patron ou du chef de clinique, consultation de confrère, bref, remplir le dossier qu'on irait peut-être, un de ces quatre, présenter au staff interdisciplinaire pour discuter de l'éventualité d'une chimiothérapie ou d'un transfert dans un centre spécialisé.

C'est en chirurgie que j'ai découvert que les médecins mentaient. Qu'ils mentaient comme des arracheurs de vie. Ils mentaient à une femme atteinte d'un cancer de la vésicule biliaire en lui faisant miroiter la possibilité d'une greffe de foie. Lorsqu'on le lui a annoncé, elle a pris ses enfants dans ses bras et a dit : « Vous voyez, je vais guérir. » Ses mômes n'avaient pas dix ans. Tout le monde, y compris son mari, savait que c'était un mensonge. On n'avait, bien sûr, jamais prononcé le mot de cancer, mais dit qu'elle souffrait d'une maladie parasitaire rare, ce qui me paraissait d'autant plus insupportable que la maladie en question est tout aussi incurable et mortelle qu'un cancer. Un jour, alors que j'étais seul avec elle, elle m'a demandé si ce qu'on lui avait dit était vrai.

Vingt ans plus tard, on a resservi le même mensonge à une de mes amies. Les choses avaient un peu changé : elle savait que son foie était criblé de métastases. La promesse mensongère de greffe (on ne greffe jamais un foie à quelqu'un qui a des métastases) a servi, en fait, à lui faire accepter un protocole de chimiothérapie expérimentale, avec implant sous la peau, pompe à la ceinture, chute de cheveux et vomissements incoercibles. Depuis sa mort, elle a sans doute été comptabilisée dans la colonne « échec du traitement » de plusieurs publications savantes destinées aux gastro-entérologues distingués de France ou d'Europe. Tout ça, pour le bien de l'humanité.

J'écrivais avant d'être médecin, mais j'en suis venu à me demander si je n'avais pas été, sans le vouloir, témoin depuis l'enfance. Témoin de l'exil de mes parents. Témoin des désillusions de mon père. Témoin des étranges commerces familiaux avec lesquels je viens de rompre et qui, ayant suscité la rédaction impulsive du résumé que porte le programme, vous valent aujourd'hui cette intervention un peu désordonnée, pratiquée sans anesthésie.

Témoin, dans un sens, le médecin l'est nécessairement. J'aurais dû écrire, inévitablement. Ce n'est pas son métier qui le fait témoin, ni cette pulsion trouble et mythique qu'on nomme la vocation, mais sa position. Il est là, *a priori*, pour écouter, pour regarder. Il écoute, il regarde, il examine, il scrute, il interroge, il cherche la petite bête. Autrement dit, il est aussi voyeur, inquisiteur. Pour un peu qu'il se targue d'en avoir compris plus que les autres, il ne lui suffit plus d'être témoin, il veut également témoigner. Ça commence par ce que les étudiants et les internes appellent des histoires de carabins – et qui deviendront plus tard les histoires de chasse des médecins de ville, sirotant un alcool autour de la table à laquelle un industriel du médicament les a invités pour leur vendre sa soupe. Ça se poursuit par la description d'un cas rarissime de maladie de Winckler-King chez une ancienne prostituée parisienne de 98 ans (la maladie de Winckler-King, vous le savez certainement, était jusque-là une affection frappant exclusivement des moines de l'abbaye de Solesmes tous âgés de moins de 35 ans). Ça se pérennise sous la forme d'un livre-dénonciation écrit avec une journaliste spécialisée. Ça se répand en déclarations et participations audiovisuelles diverses et variées, dans les journaux illustrés et les hebdomadaires de société. Ça peut même parfois se finir sous la forme d'une émission bimensuelle avec un titre en argot et un générique musette, pour faire plus peuple.

Quand j'étais enfant, puis adolescent, mon père me racontait ses médecines. Il en avait connu deux. D'abord, la médecine d'avant-guerre qui, en dehors du scalpel, ne disposait comme traitement efficace que du salicylate de soude – prédécesseur de l'aspirine –, de l'insuline, de la digitaline, de la morphine et de la quinine (ces trois derniers étaient déjà connus depuis plusieurs centaines d'années). Plus tard, la médecine dite « moderne », qui bourgeonna au début des années 1950, avec l'arrivée des premiers antibiotiques et antituberculeux, la médecine miracle des moribonds qui revivaient, des enfants qui ne mouraient plus de rougeole, des femmes qui survivaient à leur nouveau-né, des adultes qui n'étaient plus emportés par une pneumonie.

À ce jour, j'ai fait deux pneumonies. La première quand j'avais 7 ans, en Israël. Comme je délirais, mon père avait ajouté de la cortisone à mon traitement. À l'époque, c'était un médicament tabou, considéré comme extrêmement dangereux. La seconde m'a frappé quelques semaines après la publication de mon premier livre. Mon père était mort depuis des années. Je ne savais pas ce qui m'arrivait. C'est ma mère qui, en m'écoutant parler, a fait le diagnostic.

Mais avant le diagnostic, en principe, il y a la longue description du patient, de ses symptômes et de ses signes. Un symptôme, c'est ce que ressent le malade. C'est subjectif. Un signe, c'est ce que constate le médecin. Ça, c'est objectif. Je vous vois sourire, mais vous ne devriez pas : ils pensent vraiment comme ça. Le problème, c'est que le médecin, témoin de la souffrance dite ou manifeste, est aussi l'enquêteur, le juge et l'exécuteur des basses œuvres. Il en vient parfois à douter de ce qu'il entend (« Il en fait pas un peu trop celui-là ? ») lorsque ça ne correspond pas à ce qu'il a vu de ses yeux. En réalité, à ce qu'il a bien voulu voir. Le diagnostic résulte d'une opération mentale, l'addition d'une série de choses qu'on peut décider ou non de croire et d'une autre série de choses qu'on peut décider ou non de considérer comme signifiantes. Un résultat qui, on le devine, ne peut pas être précis à la décimale près. L'ennui, c'est que pour les médecins, il n'y a que des résultats entiers.

En prononçant le serment d'Hippocrate, le médecin jure qu'il « taira ce que ses oreilles ont entendu, ce que ses yeux ont vu ». Témoin muet. Témoin mais qui ne doit pas témoigner. C'est pour cela aussi que je hais les reality-show médicaux et les livres-témoignages de mandarins au petit ou au grand pied. Je hais les réponses imprimées et les images de fœtus en suspension suçant le pouce gauche quand on leur passe du Mozart, et le gros orteil droit quand on leur susurre du Bach. Je hais les discours ex-cathodiques que de touts petits notables frustrés de n'avoir pas fait de carrière universitaire éructent en donnant leur vision du monde, de la maladie, de la souffrance, de la morale, de l'éthique et des progrès de la lutte contre le Sida. Je hais le discours médical parce qu'il est discours de pouvoir et parce que le pouvoir se l'approprie avec la plus grande complaisance. Mais il faut que je m'arrête si je ne veux pas ressembler trop à ceux que je prétends dénoncer.

Témoigner, pour le médecin, ce n'est pas rapporter. Ça ne peut pas, à mon sens, consister à se poser en observateur « objectif » et dire : « Ce que j'ai vu, je vais vous le montrer ». Rien de tel n'est possible. Le médecin, moins que quiconque, ne peut être témoin tant qu'il est médecin. L'une des choses les plus douloureusement fausses que j'aie pu apprendre est la suivante : on me demandait, lorsque j'étais étudiant en médecine, d'adopter à l'égard des malades une attitude de neutralité bienveillante. Or le médecin n'est pas du tout neutre. Il est de parti pris, il a des préjugés, il porte des jugements, il éprouve de vives antipathies, il est sensible plus que tout autre à la séduction et à l'agressivité, il est vindicatif, frileux, autoritaire, sûr de son fait et jaloux de ses prérogatives, il ne veut pas se mouiller mais s'offusque qu'on discute ses opinions, il est versatile, il est obtus, il est lâche, il est humain. Terriblement humain. Désespérément. Et il n'est pas du tout bienveillant. Il manipule les membres brisés, il pique les fesses et les veines, il palpe là où ça fait mal, il fourre ses doigts dans la bouche, dans le derrière, dans le vagin, il recoud à vif, il ampute, il assomme, il tue. Même s'il ne le fait pas toujours exprès.

Le médecin n'est pas passif. Il brûle d'intervenir. Combien de fois, au cours de mes premières années d'exercice, ai-je écouté des femmes se plaindre de leur mari pour, lorsque je leur proposais vaillamment de parler à celui-ci, les entendre me dire « Oh, il ne vaut mieux pas. » J'ai mis longtemps à comprendre que ce n'était pas ce qu'elles me demandaient. Elles me demandaient juste d'être là. D'écouter. De les écouter dire ce qui les rongeait, afin de pouvoir repartir pour un tour. Sans qu'on les embête, sans qu'on les empêche de remonter sur leur manège, même si parfois elles finissaient par en avoir le vertige, par vouloir vomir tout ce qu'elles avaient sur l'estomac. Elles me demandaient, pendant dix minutes ou trois quarts d'heure, d'être un homme qui les écoute. Le médecin n'a même pas les excuses du prêtre. Il n'en a ni les capacités, ni la foi. Il n'absout personne. Il ne sait qu'agir. Intervenir. Ordonner. Prescrire. Tancer vertement. Hospitaliser.

Lorsque mon père s'est installé en France après deux exils successifs, il est redevenu médecin généraliste dans une ville de dix mille habitants. Il a brigué et obtenu un poste de médecin-chef à mi-temps dans un service de l'hôpital de la ville. Lorsque l'un de ses patients allait mal, il l'hospitalisait dans son service. Il s'y rendait tous les matins, vers onze heures. Il revenait tous les après-midi, entre cinq et six, et il y allait aussi le dimanche, et les infirmières savaient qu'elles pouvaient l'appeler chaque fois qu'elles le jugeaient nécessaire. Même lorsqu'il n'était pas de garde. Il allait voir ses patients, dans leur lit d'hôpital, comme il serait allé les revoir chez eux. Sans qu'ils le demandent. Il n'allait pas voir si ses traitements les avait guéris, il allait *les* voir. Il se faisait du souci pour eux. Il les soignait. C'était sa vie. Quand ma mère et lui partaient en vacances, il emportait les revues qu'il n'avait pas eu le temps de lire, mais au bout de deux jours, il s'emmerdait.

Aujourd'hui, aucun médecin généraliste ne songe à partir en visite sans avoir dans son coffre un flacon d'oxygène, de quoi poser une perfusion, une trentaine de produits de première urgence, une couverture de détresse et un téléphone portable, pour pouvoir appeler le SAMU d'une main pendant qu'il procède au massage cardiaque de l'autre. Il y a vingt ans, mon père faisait ses visites jusqu'à quinze ou vingt kilomètres à la ronde avec, en tout et pour tout, dans sa petite sacoche, un stéthoscope, un appareil à tension, des ordonnances et des feuilles de Sécurité sociale, une boîte de Palfium (un dérivé de la morphine), quelques ampoules de Lasilix (un diurétique puissant) et des comprimés de trinitrine (vous savez bien, ces petits comprimés que réclame, haletant, en tendant la main vers le tiroir du bas, le patriarche cardiaque des films hollywoodiens, lorsqu'une violente douleur à la poitrine l'interrompt brutalement en pleine explosion de colère contre le fils qui, pour la première fois, s'oppose à lui...) Y avait-il alors moins d'urgences, ou la tolérance et l'inquiétude à l'idée de « l'urgence » n'avaient-elles rien à voir avec celles d'aujourd'hui ?

Être médecin, c'est moins être témoin qu'être pris à témoin. Pris à témoin de la souffrance, que l'on est parfois le seul à pouvoir reconnaître, à qui l'on a le droit de donner un nom qu'ignorent ceux-là même qui souffrent. Car, même dans la souffrance, il y a des partis opposés, il y a des dénis, il y a des offenses, il y a des injures, il y a des déchirements. La souffrance ne se mesure pas. Mais on se balance ses souffrances à la figure. « Je souffre. – Moi aussi. – Moi, plus que toi ! – Non, c'est moi ! » Vous connaissez tous ça. Le médecin, on voudrait qu'il dise. Qu'il apprécie. Qu'il dresse un palmarès. Qu'il tranche. Comme s'il en était capable.

Depuis 1984, je pratique des avortements dans un service hospitalier. Après les interventions, je retourne voir les femmes, je leur demande si elles ont mal. Certaines répondent : « Un peu, mais c'est supportable. » Un jour, je me suis dit : « Qu'est ce que ça veut dire, un peu mais c'est supportable ? » J'ai utilisé un petit truc auquel recourent les Anglo-Saxons. On appelle ça une échelle analogique. Je dis : « Si je vous demande de noter votre douleur de 0 à 10, vous avez mal combien ? » Certaines répondent « 2 ». D'autres répondent « 7 ». Et toutes ajoutent : « … mais c'est supportable. » On ne peut même pas témoigner facilement de sa propre souffrance.

Je me suis marié jeune avec quelqu'un qui souffrait. Longtemps, j'ai essayé de l'empêcher de souffrir. Je n'y suis pas parvenu. Tout médecin que j'étais, je n'ai pas eu de plaisir à la soigner, tous les jours que nous vivions ensemble, et ça ne me soignait pas, moi, de la soigner.

Car le médecin, témoin ou non, a de temps en temps besoin de se soigner. De se laisser soigner. J'ai lu un jour l'histoire d'un grand spécialiste. Le plus grand spécialiste du cancer de l'œsophage de toute la côte est des États-Unis. LE consultant ultime. Un jour, on lui trouve, à lui, un cancer de l'œsophage. Bien avancé. Que faut-il faire ? Il ne peut pas prendre seul la décision du traitement. Opérer, pas opérer ? Ses élèves, embarrassés, ne savent pas quoi dire. Le spécialiste, le maître, c'est lui. Alors, que faire ? En désespoir de cause, il en parle à un de ses voisins (c'est très convivial, l'Amérique). Son voisin lui dit, en ne plaisantant qu'à demi : « En fait, vous avez besoin d'un bon médecin. » Le grand spécialiste a compris. Il est allé sur la côte Ouest, où on ne le connaissait pas. Il est redevenu un homme, un homme qui souffre. Même si ça ne l'a pas empêché de mourir, on a pu le soigner.

Le médecin, c'est l'homme qui en savait trop, et qui n'arrête pas d'en apprendre encore, à son corps défendant, et la blouse blanche est une bien faible cuirasse.

Lorsque mon père est tombé malade, à près de soixante-dix ans, d'une mystérieuse maladie neurologique, il s'est mis à avoir du mal à marcher, à pisser dans son froc, à perdre la mémoire, à perdre le goût de vivre. Ses confrères spécialistes ne supportaient pas de le voir se dégrader. Ils ont proposé de l'opérer, de le trépaner pour soulager la pression qui, pensaient-ils, faisait souffrir son cerveau. On l'a trépané. Il est resté plusieurs jours dans le coma. Il répondait à mes paroles en serrant ma main. Ça voulait dire seulement : « Je suis là. Je t'entends. » Il est mort au bout d'un mois. Je l'ai vu s'éteindre peu à peu, comme je n'ai sans doute jamais vu s'éteindre aucune autre personne, à l'hôpital ou à domicile. Il ne s'agissait pas d'un hémiplégique anonyme râlant sur son lit et dont je pouvais oublier l'existence en refermant la porte derrière moi après la visite. Il ne s'agissait pas d'une cancéreuse naguère plantureuse mais déjà squelettique mourant au milieu des siens. Il ne s'agissait pas de cet homme de mon âge que j'avais bêtement tenté de ranimer alors qu'il gisait depuis une heure, le thorax écrasé par le volant de son tracteur retourné. Il s'agissait de mon père. D'un gros homme plus petit que moi, au crâne dégarni et à la bouche édentée et dont j'ai mis longtemps à comprendre que ses derniers mots n'étaient pas forcément une insulte à mon endroit, mais peut-être une bénédiction. C'était mon père. Il avait été médecin. Il mourait dans un lit de réanimation et comme j'étais médecin, moi aussi, j'étais autorisé à le voir plus que les autres. J'y allais seul, ou je les accompagnais, et je les laissais repartir, et je restais, à peine plus longtemps qu'eux, parce que je n'en pouvais plus de le voir lutter contre le rythme imposé par le respirateur artificiel, je n'en pouvais plus de me dire qu'il n'était pas encore mort, qu'il mourait, qu'il mourait, et que moi j'étais là, comme un con, à lui parler dans son coma, comme si j'avais été sûr qu'il m'entendait, comme si j'avais voulu lui rendre toutes les paroles qu'il m'avait dites, lorsque j'étais bébé couché dans mon berceau, lorsque j'étais enfant, délirant de fièvre pendant ma pneumonie. Comme si.

Le rôle de témoin que j'ai eu le plus de mal à accepter et à comprendre, finalement, c'est celui que m'ont fait jouer les survivants. Il m'est arrivé plusieurs fois d'être appelé une nuit ou un dimanche de garde, auprès d'un homme ou d'une femme jusqu'ici inconnus, frappés par une attaque ou par une crise cardiaque, de les soulager tant bien que mal, et de les hospitaliser en urgence. Certains de ces patients sont morts à l'hôpital, parfois même dès leur arrivée. J'ai eu la surprise, ensuite, de constater que leur conjoint, leurs enfants, dont je n'avais jamais été le médecin auparavant, venaient me consulter régulièrement. Ils m'avaient choisi comme médecin. Je n'avais rien pu faire, je n'avais rien fait. Souvent, je n'avais même pas eu le loisir de les aider, eux, dans cette épreuve, puisqu'ils avaient accompagné leur moribond dans l'ambulance, mais ils venaient me voir ensuite ou me faisaient venir pour m'occuper d'eux. Et lorsque je leur demandais pourquoi, ils me répondaient que ça leur paraissait tout naturel : j'avais vu leur mari ou leur mère juste avant sa mort. Pour certains, j'ai été leur médecin jusqu'à ce qu'ils disparaissent à leur tour. Quant à l'homme écrasé sous son tracteur dont je parlais tout à l'heure, j'ai vu sa mère arriver dans mon cabinet, trois jours plus tard. Pour me poser une seule question : « Est-ce qu'il a souffert ? »

Médecin témoin ? Médecin, t'es moins que rien.

Un jour, j'en ai eu assez d'être médecin. J'ai décidé de faire le grand saut, de redevenir un homme comme n'importe qui, comme ce type (médecin, mais pas seulement) qui saute de vie en vie, pour réparer et pour apprendre, dans *Quantum Leap*, série télévisée américaine de Donald Bellisario.

J'ai quitté mon cabinet médical. Au lieu de continuer à céder aux exigences de mes patients – ce que tout médecin est appelé à faire, peu ou prou, de temps à autre, le tout étant de savoir jusqu'où un médecin peut se laisser utiliser par ses patients – j'ai décidé de céder ma clientèle. Je me suis retrouvé devant mon écran et mon clavier, tous les jours que Dieu ne fait pas, à traduire des livres de médecine (et un peu de littérature) et à écrire des romans (qui parlent beaucoup de médecine).

Neuf mois plus tard, ma mère tombait malade. Et j'ai compris que, même sans blouse ni stéthoscope, on est toujours médecin. Les autres médecins vous parlent, ils ne vous parlent pas différemment, mais ils ont la surprise et le plaisir de constater que vous comprenez ce qu'ils disent, et le désagrément de voir que vous posez des questions embarrassantes, précises, désabusées, que vous avez déjà trois rames d'avance sur eux parce qu'on ne vous la fait pas. Pas deux fois. Ma mère allait mourir. Je le savais. Mon père, en mourant, m'avait appris à reconnaître la mort quand elle étreint un être cher. Je ne sais pas encore, toutefois, s'il m'a appris à reconnaître la mienne. J'ai écouté les médecins, j'ai écouté leur tristesse, leurs regrets, leurs soupirs désolés, je les ai vus détourner les yeux, je leur ai foutu la paix. Ma mère allait mourir. Je le savais. Je savais qu'ils n'y pouvaient rien. Je savais que si je leur foutais la paix, ils la lui foutraient aussi.

Je n'ai pas vu mourir ma mère. J'allais tous les jours à l'hôpital, mais je n'ai pas voulu rester à son chevet, pour l'écouter râler, respirer de plus en plus vite, de plus en plus lentement, râler plus fort encore, je n'ai pas voulu guetter les pauses, les hoquets écœurants, les odeurs nauséabondes qui font se précipiter vers la sonnette pour appeler les aides-soignantes. Je n'ai pas voulu être là, voyeur, pour recueillir son dernier souffle. Le soir, je rentrais chez moi, pour retrouver ma compagne et nos enfants, en me disant que lorsque je serais vieux et malade, nos deux malabars de jumeaux (qui n'ont encore que quinze mois au moment où j'écris ceci) porteraient dans leurs bras mon corps décharné pour me faire passer du fauteuil au lit, du lit au fauteuil et que… Mais je n'ai pas encore imaginé la suite.

J'ignore à quoi sert d'être à la fois médecin et écrivain, si l'écriture – le labeur obstiné de la main qui rature, recopie, raccorde, recompose – est un garant de la sincérité du témoignage, ou si elle n'est garante de rien du tout, ce qui me paraît plus probable. Je sais que médecin, je n'avais pas vraiment le sentiment d'être témoin ; je ne sais pas si, depuis que je suis écrivain-à-temps-plein, je le suis davantage, mais je sais aujourd'hui que « quand t'es médecin, t'es moins écrivain, et que quand t'es moins médecin, t'écris beaucoup plus ».

PETIT AFFLICTIONNAIRE MÉDICAL

Acte médical : saynète de longueur variable jouée par au moins deux personnes, dont une au moins est médecin.

Antibiotiques : médicaments destinés à faire baisser la fièvre. Toujours source de fatigue, ils ne doivent jamais être absorbés avec du lait (ça le fait tourner). Cause d'allergie très fréquente.

Appendicite : maladie infantile bénigne dont le diagnostic est invariablement fait par les mères. Devient grave lorsqu'elle survient chez un adulte (on parle alors de « péritonite-septicémique-sur appendice-perforé-gangréneux-atypique »).

Auscultation :

1. (désuet) : technique consistant à écouter les bruits internes du corps au moyen de l'oreille (auscultation immédiate) ou d'un stéthoscope (auscultation médiate) posés sur le corps du patient.

2. (moderne) : examen du patient par le médecin. Ex. : « J'avais peur d'avoir un cancer du testicule mais il m'a bien ausculté et en fait c'est une mycose des parties. » (Voir Consulter)

Blouse blanche : signe distinctif des soignants, la blouse blanche est un vêtement à la signification aussi polymorphe qu'un uniforme militaire. Curieusement, c'est moins la forme de la blouse blanche qui compte que ce qu'elle porte ou renferme. Ainsi, sous leur blouse blanche, les aides-soignantes sont en sous-vêtement (surtout l'été), les infirmières en jupe, les chefs de service en nœud papillon, les internes en « pyjama opératoire », les kinésithérapeutes en bras de chemise, les réanimateurs en sueur. Et s'il arrive que les hommes en blanc aient le blues, c'est en revanche toujours le patient qui se fait blouser.

Cholestérol : équivalent moderne des divinités antiques. Lorsqu'il monte, on fait des sacrifices (plus de beurre, plus de viande, plus de sucre) ; lorsqu'il diminue, on se fait plaisir (plus de médicament).

Consultation : visite amicale que le patient rend à son médecin. Par extension : moment de la journée au cours duquel le médecin voit des gens qu'il ne connaît pas, débarquer sans prévenir entre deux rendez-vous.

Consulter : ce terme s'applique indifféremment au patient ou au médecin, selon que :

1. Le premier pose au second un problème complexe, ou que ;

2. Le second examine le premier (voir Auscultation) et ;

3. Jette un coup d'œil dans l'annuaire pour y trouver les coordonnées d'un spécialiste (que l'on nomme alors un « consultant »).

Décès : rupture irréparable entre un malade et son médecin. Contrairement à une idée reçue, le décès n'est pas, aux yeux du médecin, une fin en soi. Ce n'est qu'une étape – souvent inévitable – de la relation médecin-malade, qu'il convient de retarder le plus possible, afin d'en jouir pleinement.

Diagnostic 1 : processus mental complexe à l'issue duquel :

(a) le médecin nomme la maladie ou

(b) le malade meurt sans qu'on ait compris pourquoi. (Les deux propositions ne sont pas incompatibles.)

Ce cheminement intellectuel est la résultante et la conjonction de savoirs, d'intuitions, de tâtonnements et parfois d'illuminations prodigieuses, et peut être comparé à la résolution d'un problème de maux croisés dont les symptômes sont les définitions horizontales et les signes, les définitions verticales. Les outils diagnostiques du médecin sont au nombre de trois : la prise de sang, le recours au spécialiste et l'hospitalisation.

Diagnostic 2 : (par extension) capacité qu'a un médecin de résoudre plus ou moins souvent des maux croisés, c'est-à-dire de donner une explication à tout, y compris à un décès inexplicable (Ex. : « Il a un bon diagnostic »).

Diagnostic complexe : il s'applique aux maladies rares ou mal connues (autrement dit : les plus intéressantes) et met en jeu de nombreux moyens qui, selon la rareté de la maladie en cause, permettent au médecin :

1. de préparer la publication d'un article dans des périodiques spécialisés ;
2. d'énumérer les caractéristiques lui permettant de repérer, identifier, dépister ou débusquer (à des fins éthiques) les patients souffrant de la même maladie-entité ;
3. de proposer des voies de recherche et de vivisection humaine en vue d'expérimenter de nouveaux traitements, douloureux mais prometteurs ;

4. de faire progresser, sinon le savoir scientifique, du moins sa propre réputation.

Douleur : méthode de communication audiovisuelle utilisée depuis la nuit des temps par les patients (qui sont fort nombreux) pour attirer sur leur personne l'attention des médecins (qui le sont beaucoup moins).

Il a fallu plusieurs milliers d'années pour que les médecins comprennent que la douleur était un symptôme très fréquent, commun à de très nombreuses maladies. Entre 1880 et 1995, l'attitude raisonnable consistait à « respecter la douleur », c'est-à-dire à la laisser s'exprimer librement, de manière à « ne pas masquer les symptômes ». (Autrement, comment savoir si le malade souffre ?)

Depuis le milieu des années 1990, la douleur est considérée comme un symptôme intolérable dans une société civilisée. Par conséquent, l'attitude actuelle consiste plutôt à la traiter par le mépris.

Euthanasie :

1. Sujet tabou (dans les hôpitaux).

2. Sujet brûlant (dans les médias).

3. Méthode permettant d'amputer une famille d'un de ses membres sans risquer les poursuites, et en lui permettant de programmer l'inhumation ou l'incinération à date ferme.

4. Dernier recours quand un patient hospitalisé, malgré les (bons ou mauvais) soins que le(s) médecin(s) dispense(nt), n'en finit pas d'occuper un lit et de (faire) chier.

Examen clinique : rituel mystique (à ne pas confondre avec l'auscultation) au cours duquel le médecin examine un patient. La clé de voûte de l'examen clinique est la prise de la tension.

Famille : milieu pathogène universel, résistant aux antibiotiques, aux vaccinations et à toutes les méthodes thérapeutiques inventées depuis six mille ans. (Voir Médecin de famille)

Fièvre : symptôme qui justifie :

1. d'envelopper les bébés dans trois pulls et deux couvertures (pour éviter qu'ils n'attrapent froid);
2. d'appeler le médecin la nuit (pour être sûr qu'on le trouvera chez lui);
3. de prescrire des antibiotiques (pour prévenir une complication);
4. de prescrire un arrêt de travail à la mère (pour s'assurer que le bébé ne fait pas d'allergie aux antibiotiques).

Histoires de chasse :

1. (désuet) histoires salaces, grivoises, extraordinaires ou invraisemblables que racontent les médecins à leurs confrères pour leur montrer qu'ils ont de plus beaux (de plus belles) malades qu'eux.
2. (moderne) conversations de salle d'attente au cours desquelles les patients et malades se racontent les erreurs diagnostiques de leur(s) ancien(s) médecin(s).

Homéopathie : méthode consistant à incorporer, dans des sucrettes facilement assimilables par les enfants de tous âges, des quantités indécelables de produits variés, afin de soigner d'innombrables affections de nature indéfinissable. Le médicament homéopathique se définit par son mode de fabrication et non par ses effets sur les symptômes. Il est donc parfaitement possible (et sans doute judicieux) de traiter les « bouées de sauvetage » par des granules de « pneu 5CH ». En tout cas, si ça ne fait pas de bien, ça ne peut pas faire de mal.

Par ailleurs, l'homéopathie se distingue de l'allopathie par un concept fondamental : le « principe de similitude ». Celui-ci consiste à administrer au patient une substance toxique provoquant les mêmes symptômes que la maladie (mais en plus marqué), afin de lui prouver que le remède est souvent pire que le mal. On parle alors de « valorisation du symptôme » (Ex. « Avec la chiasse que m'ont collée les granules juste avant de partir, pas étonnant que je n'aie rien chopé en Thaïlande ! »)

Infirmière :

1. personne chargée d'effectuer les piqûres, prises de sang et/ou lavements que le médecin ordonne (à l'hôpital) ou que le patient exige (en ville).
2. maîtresse du chef de clinique (à l'hôpital) ; bonne-à-tout-faire du généraliste (en ville).
3. tortionnaire sadique (à l'hôpital) ; confidente impuissante (en ville).
4. professionnelle mésestimée (dans les médias).

Interrogatoire : conversation à bâtons rompus entre le médecin et le malade, parfois en présence d'autres intervenants. Pour le médecin, l'interrogatoire sert à transformer le motif de consultation en symptôme intelligible (au moins), ou en maladie répertoriée (au mieux). Pour le patient, il a pour but de poser au médecin les questions auxquelles ses confrères ont jusqu'à présent refusé de répondre.

Kinésithérapeute : homme de main à l'hôpital ; homme à poigne en ville. Plus souvent considéré comme un masseur par les patients que comme un confrère par les médecins.

Malade : patient atteint d'une maladie (c'est le médecin qui le dit). Tous les patients ne sont pas malades mais, pour justifier sa fonction et ses émoluments, le médecin préfère qu'ils le soient. Et il a horreur qu'on lui souffle la solution des maux croisés avant qu'il n'ait vu la grille (voir Diagnostic 1).

Maladie : ensemble de phénomènes désagréables qui brutalisent le corps et l'esprit d'un patient, et dont la cause, le déroulement et la nature sont codifiés, décrits et répertoriés dans tous les bons traités médicaux. Une maladie est souvent une hydre à plusieurs têtes. Qu'elle frappe le corps (maladies physiques), la psyché (maladies psychiques), les deux (tout un tas de saloperies) ou ni l'un ni l'autre (maladies psychosomatiques), son origine est soit externe (rougeole, dysenterie, paludisme, pollution chimique, radioactivité, conflit familial), soit interne (ressentiment, culpabilité, frustration, cancer), soit mixte (c'est la vie...).

Médecin : diplômé de la faculté ou sur le point de le devenir. Avant 1945, sa principale fonction était de faire des diagnostics. De 1945 à 1975, il s'est surtout appliqué à prescrire des antibiotiques et à prendre la tension. Depuis 1975, il hésite entre la lutte contre le cholestérol et la recherche de créneaux d'activité plus lucratifs (Voir Médecines douces).

Médecin de famille : espèce aujourd'hui en voie de disparition. La famille, entité qu'il était censé soigner, après avoir muté rapidement au cours des cinquante dernières années, a acquis une résistance accrue qui la rend parfois insensible à cette catégorie de soignants. Aujourd'hui, il n'est pas rare qu'une famille nécessite une polythérapie par médecin généraliste + spécialiste + psychanalyste + homéopathe, ce qui stabilise au moins l'état général. Certains médecins de famille authentiques subsistent encore dans des régions reculées, mais il semble que l'exode rural et la généralisation des antennes paraboliques auront bientôt raison de ces dernières poches de sensibilité. (Voir aussi Famille)

Médecine(s) douce(s) : pratiques médicales fondées sur des principes radicalement opposés à ceux de la médecine classique (qualifiée de « dure », sans doute parce qu'elle est increvable). Si cette dernière a pour fondements le respect du symptôme (Voir Douleur), la terreur et l'ignorance, ceux des médecines douces sont plutôt la valorisation du symptôme (Voir Homéopathie), l'angoisse et la crédulité.

Médicament :

1. objet de profit.
2. instrument de pouvoir.
3. source d'allergies. (Ex. « Je suis allergique à tous les médicaments, mais surtout aux antibiotiques. »)

Mes malades : terme par lequel un médecin exprime qu'un nombre considérable de patients ne peuvent pas souffrir sans lui.

Mon médecin : terme désuet. Aujourd'hui, il est remplacé par diverses expressions « mon acupuncteur-iridologue », « mon psychiatre d'adolescents », « mon chirurgien plasticien », etc.

Motif de consultation : prétexte élégamment fourni par le patient pour permettre au médecin de se prostituer sans devoir racoler.

Morphine : drogue illicite, consommée exclusivement par les toxicomanes irrécupérables que sont les malades en phase terminale. La morphine est la pire ennemie du médecin car, en faisant perdre au malade le sens de la douloureuse réalité, elle le rend moins dépendant du thérapeute.

« *Mouton à cinq pattes* » : terme imagé utilisé par les médecins pour qualifier un patient n'ayant pas eu la décence de mourir d'une maladie identifiable.

Ordonnance : feuille de papier à en-tête du médecin sur laquelle ce dernier inscrit – le plus souvent, de manière illisible – le nom des médicaments qu'il a en tête depuis le passage du dernier visiteur médical, ou recopie ceux qu'il est parvenu à lire sur l'ordonnance périmée que lui a présentée le patient en entrant. De temps à autre, le médecin peut utiliser ces mêmes feuilles pour écrire à un confrère, attester de la bonne santé d'une mère de famille avant un stage de saut à l'élastique, ou demander au fisc un aménagement de ses versements obligatoires.

Patient : individu qui consulte un médecin. Le mot « patient » vient du latin *pati*, supporter. Le patient supporte l'attente, dans la salle du même nom, parce qu'il supporte mal de souffrir. On en déduira qu'un patient est le plus souvent (mais pas toujours) quelqu'un qui souffre. Du moins, c'est lui qui le dit. Le médecin, par conséquent, doit supporter – coûte que coûte ! – d'entendre le patient souffrir. (On appelle ça « respecter le symptôme ».)

Pharmacien : auxiliaire médical dont la principale compétence, acquise par l'expérience, est de savoir décrypter et traduire les ordonnances, et dont la principale fonction est de vendre du shampooing, du dentifrice et des crèmes amincissantes. En tubes.

Prescription : avec le diagnostic, qu'elle peut précéder, suivre ou remplacer complètement, c'est l'autre moment fort de l'Acte médical ; elle consiste à formaliser par l'écrit les pensées profondes du médecin, inintelligibles pour le patient. La prescription peut avoir un but diagnostique (prescription d'examens complémentaires), thérapeutique (prescription de plusieurs médicaments), administrative (prescription d'un certificat ou d'un arrêt de travail) ou conjuratoire (prescription d'une consultation spécialisée, d'une hospitalisation ou d'un internement en chambre capitonnée). La prescription est classiquement écrite à la main, et n'est alors lisible que par un pharmacien (lorsqu'il a beaucoup d'expérience et à condition qu'il s'agisse de médicaments qui existent).

Remboursement : système complexe de racket, de blanchiment et de recyclage de devises entre un producteur (le laboratoire pharmaceutique), un grossiste (le pharmacien), un dealer (le médecin) et un consommateur de drogues (l'assuré), sous la surveillance de deux organisations criminelles nationales (l'État et l'Industrie du médicament).

Sexualité :

1. sujet tabou (en consultation).
2. sujet de conversation (à l'antenne).
3. principal élément nutritif du milieu pathogène familial.

SIDA : en Occident, successeur historique de la peste, de la tuberculose et du cancer en tête du hit-parade (ou du Top 50) des maladies sacrées. À noter que cette distinction n'a rien à voir avec le nombre réel d'individus touchés. En Afrique, par exemple, paludisme, tuberculose et Sida sont si fréquents qu'on ne les considère pas comme des menaces, mais comme des traits de civilisation.

Signe : phénomène objectif que le médecin constate (froidement) sur le corps (encore chaud), dans le comportement ou dans le résultat des examens complémentaires d'un patient, qu'il soit malade ou pas. Un signe n'est pas forcément l'indice d'une maladie, mais peut souvent réveiller l'inquiétude du médecin et provoquer l'aggravation du bilan diagnostique. Pour les médecins, les signes les plus précis, les plus fiables et les plus riches d'enseignement sont, évidemment, observés à l'autopsie.

Spécialiste : Médecin qui ne fait pas de visites à domicile, et ne s'occupe que d'une partie de l'anatomie (les yeux OU les seins OU les hémorroïdes, mais pas les trois à la fois).

Symptôme : sensation désagréable perçue par le patient et parfois (mais pas toujours) observable par le médecin. À ne pas confondre avec le signe. Le symptôme le plus fréquemment ressenti par le patient est la douleur. De nombreux facteurs (physiologiques, psychiques et culturels) font qu'une douleur est décrite, rendue ou exprimée différemment par chaque patient. Certains pleurent et hurlent, d'autres grimacent discrètement sous leur oreiller. Le problème est complexe, du fait que la douleur – contrairement à d'autres caractéristiques physiologiques – n'est ni mesurable, ni comparable. Naturellement, lorsque les patients expriment ouvertement leur(s) douleur(s), les médecins ont tendance à penser qu'ils en font trop. Il est vrai que dans ce cas, il est beaucoup plus difficile de garder son calme, car les chambres sont mal isolées.

Tension (prise de la) : reflet objectif de la relation médecin-patient (ex. : « Il ne m'a même pas pris la tension ! ») mais d'appréciation variable selon l'observateur :

1. pour le médecin, la tension « normale » est supérieure à 15,5 – chiffre au-delà duquel le patient occasionnel devient un « malade sous traitement continu » – ou inférieure à 8 – chiffre au-dessous duquel une hospitalisation s'impose. Entre ces deux valeurs, on dit que le patient « n'a pas de tension ».

2. pour le patient, la tension est « normale » si, et seulement si, les chiffres obtenus sont strictement identiques à ceux de la mesure précédente, fût-ce trois ans plus tard. (Ex. : « Comment ça, 12/8 ? L'année dernière j'avais 13/9. C'est pas normal ! »)

Traitement :

1. honoraires que versent à leur médecin les patients amenés à le consulter régulièrement : tous les cinq ans pour le rappel de tétanos ; tous les ans pour la licence, le vaccin ou le frottis ; tous les six mois pour les allergies ; tous les trois mois pour la pilule ; tous les deux mois pour l'hypertension on ne sait jamais des fois que ça remonterait ; tous les mois pour les nourrissons ; tous les quinze jours pour les grossesses « normales » (les autres, il faut les hospitaliser) ; tous les dix jours pour les consultations de soutien des alcooliques ; tous les huit jours pour les ulcères de jambe ; toutes les semaines pour la morphine ; tous les trois jours pour les fièvres qui ne

tombent pas ; tous les deux jours pour les emmerdeurs ; deux fois par jour pour les mourants.

2. attitude de la plupart des médecins à l'égard de leurs ex-patients. (Ex. : « Moi, je ne supportais plus la manière dont il nous traite ».)

3. méthodes médicamenteuses ou chirurgicales qu'utilisent parfois les médecins pour mettre fin aux souffrances de leurs patients.

(Voir aussi : Antibiotiques. Douleur. Euthanasie. Morphine.)

Visite :

1. déplacement imposé au médecin par un patient alité (visite urgente), en panne de voiture (visite de confort), ou très généreux (visite de politesse).

2. dans certaines circonstance, équivalent d'« examen gynécologique ». (Ex. : « Le docteur m'a bien visitée mais il n'a pas trouvé pourquoi mon fibrome me fait mal quand Jules fait ses affaires. »)

Visiteur médical (abrév. : « VM ») : personne qui campe valeureusement dans les salles d'attente afin d'illuminer la consultation du médecin et de lui laisser de quoi soigner gratuitement sa mère, sa femme et ses enfants. Il est rare que le VM soit un patient, mais il n'est pas exceptionnel qu'il soit complètement malade. Il en existe deux catégories : le VM (genre masculin) porte en général un costume trois-pièces, un attaché-case et un sourire torve. La VM (genre féminin) est reconnaissable à son cartable, son tailleur ajusté, ses escarpins et à la chaîne dorée (aux armes de l'employeur) qu'elle porte à la cheville. La caractéristique commune aux deux genres est une franche hypocrisie (« Comment ? Vous ne connaissez pas encore mon produit ? ») et une certaine tendance à prendre les médecins pour des imbéciles (ils n'ont tort qu'une fois sur dix, environ).

LA VISITEUSE

(*un chapitre inédit de* La Maladie de Sachs)

« Asseyez-vous… (Tu inclines la tête d'un air interrogateur.) Je vous écoute… » Je pose ma serviette, je m'assieds, je croise les genoux, je me penche vers toi en souriant et je dis : « Je représente les Laboratoires… » Tu lèves la main. « N'en dites pas plus. Je l'avais deviné en entendant vos escarpins sur le carrelage de la salle d'attente. Inutile de me servir votre récitation. Vous êtes sûrement nouvelle dans la région, vous ignorez que je ne reçois pas les visiteurs médicaux. » Tu as dit cela très calmement, avec juste une pointe d'ironie. « Ah ? Oui, je l'ignorais… Puis-je vous demander pourquoi ? » Tu actionnes une manette pour remonter ton fauteuil à roulettes. Tu poses ton coude gauche sur le plateau de bois laqué qui te sert de bureau, tu soupires. « Ce serait un peu long à expliquer… » J'essaie de garder mon calme. J'insiste. « Eh bien je crois tout de même que vous nous devez une explication, la visite médicale joue un rôle important auprès des médecins. Sans les visiteurs médicaux, comment les laboratoires pourraient-ils présenter leurs nouveaux produits aux praticiens ? En refusant de nous recevoir, vous refusez de recevoir une information indis… – Une information ? Inciter les médecins à faire bouffer du médicament, c'est de l'information ? Vous n'informez pas, vous bourrez le mou. Tous les moyens sont bons. Les échantillons gratuits, les sourires, et quand je n'ai pas affaire à des jeunes femmes comme vous, bien maquillées portant tailleur ajusté, chemisier transparent sur sous-vêtements à croquer – ce qui, entre parenthèses (tes yeux brillent) donne moins envie de prescrire vos produits que celle de vous sauter dessus – vos confrères masculins pratiquent sans vergogne la flatterie à la compétence, l'intimidation ou pire : la culpabilisation. (Ta voix minaude) « C'est vrai, docteur, je reconnais que devant une hémorragie cérébrale, il n'y a pas grand-chose qui marche, mais notre spécialité s'injecte par voie intraveineuse, en urgence c'est rapide, ça rassure l'entourage, il faut bien faire quelque chose et (Ta voix se met à vibrer de colère), *s'il s'agissait de votre père, vous feriez bien quelque chose, tout de même ?* » Je prends une profonde inspiration, je rajuste un sourire qui a dû se crisper quelque peu, et je lance d'une petite voix perverse : « Mais comment faites-vous... ? – pour-vous-tenir-informé-docteur ? » Tu te lèves en arborant un sourire désarmant. « Vous êtes charmante. Mais vous savez, vous posez tous la même question. » Je reprends ma serviette de simili cuir bleu frappée aux armes de mon employeur, et je me lève à mon tour. Tu te diriges vers la porte, tu pousses la porte de communication et tu me fais passer devant toi. « Au revoir, madame », dis-tu en me tendant la main avec le même sourire. Tandis que je ressors de la salle d'attente, je t'entends dire : « Entrez, madame Renard. » Dans le cabinet médical, le téléphone se met à sonner. Je traverse rapidement la cour goudronnée. Mes escarpins claquent sur l'asphalte. Je me mords la lèvre inférieure. J'entre dans la voiture, je pose ma serviette sur le siège du passager. Je mets le contact, je me ravise. Je sors mon agenda. Je raye rageusement ton nom et je le reporte sur la liste noire – manifestement pas mise à jour – que le délégué régional m'a transmise la semaine dernière. Les emmerdeurs dans ton genre ne sont pas nombreux dans le secteur, cinq ou six, mais c'est pas ça qui fera monter mes ventes. Enfin, mon prochain client, c'est ton confrère de Lavinié. Si j'en crois ce que m'ont dit les collègues, celui-là, c'est du tout cuit.

VII

MÉDECIN, ÉCRIVAIN, CITOYEN

Le succès de mon roman n'a en rien changé ma vision du monde. Il l'a au contraire fortifiée. En particulier, quant à la maturité croissante des individus face à leur vie et à leur aptitude de plus en plus grande à ne pas prendre des vessies pour des lanternes.

Il n'a rien changé non plus à mon désir d'exprimer par écrit un certain nombre de sentiments et d'interrogations que je crois communs à tous les citoyens. Je ne suis le porte-parole de personne, mais j'ai la naïveté de croire que ce que je ressens et exprime, d'autres le ressentent et voudraient eux aussi l'exprimer. Et je crois que la prise de parole n'est pas seulement un droit, mais un des devoirs du citoyen.

J'ai la chance de pouvoir prendre la parole aujourd'hui plus aisément qu'hier. Lorsque je pense utile de le faire – par écrit, de préférence – je ne m'en prive pas. Ironie du sort, la revue *Pratiques* renaquit de ses cendres (encore chaudes) début 1998, en même temps que paraissait *La Maladie de Sachs*. Parmi les trois derniers textes de ce recueil, deux ont été publiés par *Pratiques* en 1999. Un autre a paru dans la revue hospitalière *Officiel Santé*. Le dernier est à l'image de l'ensemble de ce recueil. Sollicité par Arko Oderwald, professeur à la faculté de médecine d'Amsterdam pour paraître dans *Medisch Contact,* revue médicale néerlandaise, il fut initialement écrit en anglais. Je l'ai repris, traduit et développé pour ce livre. Comme les textes qui le précèdent, il constitue une étape vers un livre à venir.

L'ORDRE À ABATTRE

pour Ange Zaffran
(Si j'ouvre ma gueule, c'est parce que
tu m'as montré comment faire.)

Les raisons d'exiger la dissolution de l'Ordre des médecins sont nombreuses. Je ne vais pas revenir sur les raisons historiques et politiques : tout le monde les connaît. Mais il existe de plus une raison objective de le supprimer : les soi-disant « missions » que l'Ordre entend assumer ne sont, tout simplement, pas remplies. Parce qu'il ne lui est pas possible de le faire.

Je ne prendrai qu'un seul exemple : son rôle de « garant de la déontologie ».

Chose caractéristique, le code de déontologie et ses multiples commentaires [1] ne mentionnent jamais en quoi la déontologie s'applique… à l'Ordre. Comme si l'instance elle-même se trouvait hors de tout discours éthique ou déontologique.

Or, rappelons que ce code de déontologie est rédigé par l'Ordre lui-même (cela fait partie de ses statuts !). Même si le dernier libellé en date en a été soumis à l'approbation « du Conseil d'État, de juristes, de moralistes, de membres de l'administration » (page 37), aucun représentant direct des

1. Tous les extraits qui suivent proviennent de l'édition commentée par Louis René, éditions du Seuil, coll. Essais, Paris 1996.

patients (élus, associations d'usagers ou de malades) n'a jamais participé à son élaboration.

De plus, on pourrait attendre qu'un code de déontologie qui concerne l'ensemble de la population soit soumis à l'approbation de celle-ci ou de ses élus. Or il n'en est rien : le code de déontologie fait l'objet d'un décret, pas d'un vote législatif. On est donc devant une situation absolument antidémocratique : une instance professionnelle non représentative (l'inscription à l'Ordre est obligatoire, qu'on adhère ou non à son idéologie) a édicté seule des règles concernant tous les médecins, et les applique sans aucun contrôle ni contre-pouvoir de la part des citoyens. Une semblable situation est-elle éthique ?

Quand on lit son bulletin mensuel, l'idéologie de l'Ordre est claire. Témoin, le titre d'une des couvertures de l'année 1998 : près d'une sacoche de médecin dans laquelle une main place une calculette, on peut lire « Contraintes économiques et exigences des patients – les médecins pris entre deux feux ».

Aux yeux de l'institution ordinale, la profession (la caste) médicale est une entité à part, distincte des autres professions de santé, dénuée des clivages reconnus par tous (CHU contre hôpitaux de région, hospitaliers contre libéraux, spécialistes contre généralistes, etc.), totalement étrangère à ses deux interlocuteurs « naturels » – la Sécurité sociale, les usagers, présentés comme deux ennemis. Une pareille analyse est-elle moralement acceptable ?

Le domaine où l'hypocrisie de l'Ordre est la plus spectaculaire concerne un point très précis de l'éthique et de la déontologie. À savoir, le secret médical. Considérons deux cas de figure simples et connus de tous :

Les médecins et les médias. Chaque fois qu'une équipe chirurgicale annonce une intervention spectaculaire, les chirurgiens-sauveurs n'hésitent pas à venir devant les caméras de télévision parler des patients qu'ils viennent d'opérer. Tout le monde sait que ces annonces fracassantes – comme celles d'un nouveau traitement – ont essentiellement pour but d'attirer des crédits publics ou privés là où les équipes « pionnières » travaillent.

Quand deux alpinistes sont coincés dans une montagne, on va interroger un réanimateur qui fait, sans vergogne, un pronostic de décès à court terme par refroidissement, au mépris des sentiments de la famille.

Quand un homme politique ou une personnalité du show-business est hospitalisé, la tête du médecin traitant, dressée derrière une haie de micros, décrit son état par le menu.

Il s'agit là de violations flagrantes du secret médical. Rien n'autorise un médecin à révéler au public l'état de santé de son patient, figure publique ou simple citoyen. Le patient lui-même ne peut pas délier le médecin du secret. Il peut – lui ou sa famille, s'il l'a mandatée – révéler publiquement ce que le médecin lui a dit (le secret n'est pas opposable au patient, rappelons-le). Mais le médecin n'en a pas le droit. Le secret est si sacré que, selon le Code pénal, on ne peut même pas « poursuivre pour non-dénonciation de crime un médecin ayant été amené à soigner l'auteur du crime » (page 56). Or, les violations du secret pour des motifs « médiatiques » sont monnaie courante. Si l'Ordre était véritablement le garant de la déontologie médicale, il sanctionnerait tout praticien qui, devant un micro ou une caméra, parle d'un individu identifiable dont il a été amené à s'occuper. Et pas seulement le médecin d'un ex-chef de l'État.

Autre pratique médiatique discutable : le recrutement de patients pour la télévision. Ma notoriété toute récente m'a valu d'être contacté à plusieurs reprises par des équipes de journalistes préparant un « sujet de société » (l'impuissance, les problèmes sexuels du couple, etc.). Chaque fois, mon interlocuteur me demandait si je connaissais des gens dans cette situation ; puis si je voulais bien lui communiquer leur adresse. Comme je rétorquais que c'était contraire à la déontologie, il me proposait de demander moi-même à mes patients de participer à son émission. Et chaque fois que je me refusais à servir de rabatteur, je l'entendais s'exclamer : « Mais vos confrères font ça tout le temps ! »

Les émissions où apparaissent des « témoins » et leur médecin sont légion. Est-ce éthique ? Non. Que fait l'Ordre ?

Les médecins et l'annonce d'une maladie grave. « Le médecin doit à la personne qu'il examine, qu'il soigne ou qu'il conseille, une information loyale, claire et appropriée sur son état, les investigations et les soins qu'il lui propose. Tout au long de la maladie, il tient compte de la personnalité du patient dans ses explications et veille à leur compréhension. » (article 35 du Code de déontologie)

Aujourd'hui en France, il y a conflit manifeste entre l'obligation d'information due à un patient pour obtenir de lui un « consentement éclairé » (nécessaire pour tout traitement) et l'attitude de trop nombreux médecins qui taisent systématiquement la vérité à un patient atteint d'une maladie grave (cancer avec risque de décès à brève échéance, par exemple)... mais violent le secret médical en annonçant la vérité à leurs conjoints, lesquels ne sont pas plus armés que le malade et peuvent être très mal placés pour apprendre la vérité – on peut avoir décidé de quitter son mari ou sa femme et se sentir coupable de sa maladie, ou au contraire ne pas supporter d'entendre que l'être aimé va mourir.

Ce faisant, les médecins qui préviennent l'entourage sans dire la vérité au patient privent ce dernier de deux droits élémentaires :

– celui de se faire soigner de manière « éclairée » et d'opter pour l'une ou l'autre des options thérapeutiques (il y en a toujours au moins deux : le traitement et l'abstention) en toute connaissance de cause ;

– celui de vivre, en toute connaissance de cause, le meilleur de la vie qui lui reste, dans la clarté et l'échange avec ceux de ses proches avec qui il choisit de le faire.

Cette impossibilité de fait, cette violence exercée sur les patients est-elle éthique ? Non. Que fait l'Ordre ?

En laissant explicitement au médecin la possibilité de cacher ou révéler la vérité « en toute conscience » (c'est-à-dire à sa guise), le code de déontologie semble considérer le médecin comme un être à part, dénué de sentiments – donc d'ambivalences, d'ambiguïtés, de pulsions, de phobies, de frustrations, de peurs, de préjugés. Il fait comme si le titre de médecin mettait à l'abri de toute interférence entre personnalité et décisions. Il rend le patient dépendant de la « conscience » du médecin, sans même suggérer que cette « conscience » ne va pas de soi mais doit être éveillée, cultivée, stimulée [1].

Le secret n'est pas seulement à géométrie variable, il est soigneusement utilisé par l'Ordre pour protéger les intérêts de la caste. Dans *La Maladie de Sachs*, je raconte l'histoire suivante : un gynécologue viole une patiente « un peu simplette » dans son

1. À propos, quand avez-vous vu l'Ordre s'inquiéter du respect de l'éthique au cours de la formation des étudiants en médecine ? Ah, c'est vrai, j'oubliais : l'enseignement dispensé en faculté est toujours conforme à l'éthique…

cabinet ; le mari porte plainte ; le conseil de l'Ordre local « arrange l'affaire à l'amiable pour que la carrière du praticien ne soit pas foutue ». Cette histoire est authentique. C'est un de mes oncles, qui fut secrétaire de l'Ordre à Alger, qui me l'a racontée en toute candeur.

Conclusion : un organisme qui, hors du contrôle des citoyens, édicte ses propres « règles d'éthique » et, en un mouvement totalement schizoïde, feint de les imposer à ses membres tout en leur permettant de les appliquer à leur guise, est un organisme nocif pour la société.

Cet organisme nocif, citoyens, nous devons l'éradiquer.

CONTRE L'HÔPITAL CONCENTRATIONNAIRE

Dans *La Maladie de Sachs* (J'ai lu n° 5352), un médecin généraliste se souvient de sa révolte à l'égard de la faculté, de l'hôpital, lorsqu'il était étudiant. Il retrouve un tract datant de ses études et portant ces mots : « Nous sommes tous des médecins nazis. » Révolté par l'idéologie totalitaire du monde hospitalo-universitaire, et après en avoir donné quelques exemples gratinés, Bruno Sachs enfonçait le clou quelques pages plus loin en déclarant : « Si les généralistes ne sont que de petits kapos, les hospitaliers, à quelques exceptions près, sont de grands Mengele. » Lorsque j'écrivais ces mots, je pensais que si jamais cette phrase et les pages qui suivaient étaient lues par mes confrères, je recevrais des dizaines de lettres d'insultes. La violence et la révolte exprimées dans ce texte n'étaient cependant pas exagérées : les récits qui la suscitaient font partie de mon expérience sensible, même si je n'ai pas vécu toutes les histoires citées dans un rôle de médecin. Deux ans ont passé, et malgré le très grand nombre de lettres, de signatures et de rencontres que m'a values la publication de ce livre, je n'ai pas reçu la volée de bois vert escomptée. Si le livre était resté confidentiel, j'aurais pu penser que les médecins, manquant de temps pour lire, en ignoraient l'existence et le contenu. Mais ce livre s'est vendu à plus de 400 000 exemplaires, le courrier provient pour une grande part de soignants de tous horizons, on recommande sa lecture en faculté, on m'invite à parler aux réunions de FMC, aux congrès d'infirmières, dans les amphithéâtres d'étudiants. Le nombre de lecteurs qui me l'ont fait signer pour un médecin parent, ami ou proche, voire pour leur propre médecin, est considérable. Ce n'est pas seulement le roman français le plus vendu de l'année 1998 (et un des plus vendus de 1999), mais probablement le roman médical le plus lu par les médecins depuis *Les Hommes en blanc* d'André Soubiran.

Si les manifestations de sympathie sont surtout venues des généralistes, qui sont nombreux à se reconnaître dans les propos tenus et l'expérience transmise, j'ai aussi reçu de nombreuses lettres et pas mal de chaleureuses poignées de main de spécialistes ou d'hospitaliers rencontrés au fil de mes pérégrinations. Mais pas la moindre manifestation d'agressivité, pas le moindre reproche envers les anathèmes violents que prononce Bruno Sachs.

Ce silence ne laisse pas de me surprendre. L'hôpital fut certes un lieu effroyable il y a cinquante ans (je vous renvoie aux romans de Soubiran), ça ne l'était plus tout à fait il y a vingt-cinq ans, et ça a sûrement beaucoup changé depuis. En mieux, on peut le penser. Et pourtant, pas de lettre indignée, pas de réaction outrée, pas de plainte au conseil de l'Ordre (les médecins portent plainte à tout bout de champ contre leurs confrères, c'est bien connu, et c'est pour cela qu'ils craignent autant de voir leurs patients en faire autant...).

J'ai en revanche reçu une lettre bouleversante d'un historien et philosophe de 70 ans, spécialiste de l'histoire des camps, récemment opéré d'un cancer de l'œsophage, et qui décrivait son hospitalisation comme un séjour dans un univers concentrationnaire. « À ceci près, ajoutait-il, qu'il ne m'était pas possible de me jeter contre les barbelés pour en finir sous une rafale de mitrailleuse. »

Le silence des soignants ne s'explique pas, je crois, par leur indifférence à l'égard de mes propos. Quand il s'agit de leur réputation, les médecins hospitaliers sont trop chatouilleux pour mépriser ce qu'on dit d'eux dans un ouvrage grand public. Mais ce qui, je pense, coupe court à tout commentaire, c'est que les médecins hospitaliers sont bien placés pour savoir que l'hôpital est vraiment, par endroits, beaucoup plus un lieu de souffrances qu'un lieu de soin. Spécialistes par goût ou par nécessité, ils ont conscience de ne pas avoir toute la compétence nécessaire pour prendre en charge l'intégralité des plaintes des patients qu'ils accueillent dans leur lit. Pris entre la lourdeur de l'administration, la pénurie chronique de personnel soignant, le nombre décroissant d'internes et les compressions de budget, ils savent parfaitement qu'ils n'assument pas totalement leur triple mission de soignants, d'enseignants et de chercheurs. Pour certains, le soin passe bien après les essais cliniques. Pour d'autres, l'enseignement est sacrifié au profit de la marche du service. De plus, certains médecins hospitaliers n'ont pas, et loin s'en faut, l'attitude adéquate face aux personnes qu'ils sont censés soigner. Leurs lacunes ne résident pas dans leur degré de compétence, mais dans leur attitude générale à l'égard des malades. Il en va des médecins hospitaliers comme des autres soignants :

tous n'aiment pas les gens qu'ils soignent. Mais alors, pourquoi font-ils ce boulot ? Et aussi, pourquoi les laisse-t-on le faire ? Pourquoi tolérons-nous sans rien dire que certains confrères se comportent de manière abjecte ? Pourquoi laissons-nous des chirurgiens alcooliques opérer sans nous donner la peine de lever le petit doigt ? Pourquoi les médecins hésitent-ils à dénoncer leurs confrères coupables de comportements au moins discutables, au pire criminels ?

Mais il ne s'agit pas de faire croire que les interpellations concernent uniquement d'autres médecins ou des situations exceptionnelles. Des questions gênantes, nous en avons tous à nous poser.

Ainsi, vous qui lisez cette chronique, avez-vous lu intégralement la charte du patient hospitalisé ? L'avez-vous fait lire à vos patients ? En avez-vous discuté avec eux ? Avez-vous instauré des protocoles antalgiques applicables à toute heure du jour ou de la nuit par les infirmières ? Acceptez-vous qu'on vous appelle en dehors des gardes ou des astreintes pour parler d'un patient que vous suivez habituellement ? Combien de fois vous êtes-vous assis auprès du lit d'un patient, cette semaine ? Combien de fois leur avez-vous pris la main ? Réservez-vous du temps, dans la journée, à l'accueil des familles ? Avez-vous pour habitude de parler franchement à vos patients ou pour principe de toujours leur mentir « pour ne pas leur faire perdre espoir » ? Vous arrive-t-il de dire à la famille des choses que vous ne dites pas au patient ? Et inversement ? Expliquez-vous toujours les différentes options diagnostiques ou thérapeutiques à vos patients avant de les mettre en œuvre ? Que répondez-vous à un patient qui vous demande de le laisser mourir en paix ? Prenez-vous en compte la qualité de vie de vos patients dans vos décisions thérapeutiques ? Vous est-il arrivé de dire à un patient des paroles que vous regrettiez ? Avez-vous jamais éprouvé le besoin de présenter des excuses à un patient ? L'avez-vous fait ? Vous êtes-vous jamais demandé si l'un de vos patients était mort par votre faute ? En avez-vous parlé à un confrère, à un proche, à un parent ? Vous arrive-t-il de demander à une aide-soignante comment va le patient dont elle vient de ramasser le plateau ?

Avez-vous ménagé, dans votre planning de service, un groupe de parole qui permette à l'ensemble des membres du personnel soignants de s'exprimer ? Faites-vous ou avez-vous fait partie d'un groupe Balint ? Savez-vous ce qu'est un groupe Balint ? Avez-vous déjà fait une démarche de psychothérapie personnelle pour faire face aux difficultés de votre métier ? Vous arrive-t-il de pleurer dans l'exercice de vos fonctions ? Quand vous rentrez chez vous ? Vous arrive-t-il d'avoir envie de tout plaquer ? Avez-vous un hobby en dehors de la médecine ? Votre vie professionnelle empiète-t-elle sur votre vie privée ?

Je pourrais poursuivre cette liste indéfiniment. Je ne crois pas qu'il y ait de « bonnes » ou de « mauvaises » réponses à ces questions. Je ne crois pas non plus qu'il soit nécessaire de répondre à toutes. Mais je pense que le plus sûr rempart contre le développement concentrationnaire de l'hôpital, contre le sadisme inconscient dont nous sommes tous capables, contre la confusion entre patients et sujets d'études, entre soins et protocoles d'essais, réside dans le fait de se poser chaque jour à soi-même quelques-unes de ces questions, et toutes celles qui nous viennent à l'esprit, qui ébranlent nos certitudes.

Le plus sûr rempart contre la violence de la médecine, cette violence que nous sommes tous capables d'exercer, par fatigue, par obscurantisme ou par négligence, ce n'est pas seulement notre conscience, c'est surtout la persistance de nos doutes, c'est le questionnement systématique de nos comportements.

Je n'en veux pour preuve que cette anecdote que me raconta un praticien hospitalier, il y a un an, au cours d'une réunion de FMC. Un des praticiens présent affirmait haut et fort que le traitement de la douleur était correctement assuré dans tous les services hospitaliers français. L'un de ses confrères leva la main en disant :

« Ce n'est pas vrai et tu le sais très bien. J'ai subi une arthroscopie il y a quelques semaines. On m'a fait une anesthésie locorégionale, tout s'est bien passé. Mais trois heures après être sorti du bloc, je me suis mis à dérouiller. J'ai demandé à l'infirmière qu'elle me donne des antalgiques mais elle m'a répondu que le médecin anesthésiste était parti et n'avait laissé aucune consigne, qu'il n'était pas question de déranger le médecin de garde pour ça, et que je n'avais qu'à dormir, ça passerait. J'ai continué à dérouiller jusqu'au lendemain matin. »

Il ajouta d'un air désabusé : « Je l'ai bien mérité. »

Je lui demandai pourquoi il disait une chose pareille. Il répondit : « Je suis gastro-entérologue. Pendant dix ans, j'ai fait des coloscopies sans anesthésie ni neuroleptanalgésie. Pendant dix ans, on était deux à souffrir. Le patient et moi. Au bout de dix ans, je me suis dit : « On doit pouvoir les endormir… » et j'ai commencé à faire les colonoscopies sous anesthésie générale. Et plus personne n'a souffert.

« Comment se fait-il qu'il vous ait fallu dix ans pour y penser ?

— *Parce qu'on m'avait appris à faire comme ça.* »

Lorsque les médecins se contentent de reproduire servilement ce qu'on leur a appris, le risque de devenir des médecins nazis est grand. Pour éviter de devenir des kapos ou des Mengele, il me paraît indispensable de questionner, en permanence, nos attitudes et nos comportements en nous demandant d'abord s'il nous est possible de faire mieux pour le confort et la dignité des personnes qui se confient à nous. L'éthique d'un médecin se mesure essentiellement à la place qu'occupe la personne – « l'autre » – dans ses préoccupations quotidiennes.

UNE LEÇON MAGISTRALE

à Olivier, pour hier
et à Frédérique, pour aujourd'hui

Ce jour-là, quand je suis entré dans l'amphithéâtre, j'ai eu le vertige.

Celui qui m'avait invité a été l'un de mes profs de fac. Je ne le connaissais pas personnellement avant qu'il anime un débat à la sortie de mon bouquin, dans la librairie que je fréquentais, vingt-cinq ans auparavant. Mais il aime *La Maladie de Sachs*, il aime le film de Michel Deville, et il conseille les deux aux étudiants. C'est un hospitalier à part, un universitaire qui n'aime ni le pouvoir ni le décorum, mais qui croit à la transmission, au partage du savoir. Chargé de l'enseignement des sciences humaines en médecine, il m'avait proposé de venir parler deux heures aux étudiants de première année.

Thème de la conférence : « Être médecin ».

Ce jour-là, ils étaient plus de six cents. Le grand amphithéâtre, beau et moderne, beaucoup plus clair que ceux dans lesquels j'ai étudié, était plein à craquer. Un système de vidéo intérieure retransmettait mon image dans d'autres salles et je devais faire un effort pour rester dans le champ de la caméra.

Ils étaient plus de six cents et ils m'ont salué par le brouhaha approprié aux types « exceptionnels » dont on ne sait pas ce qu'ils viennent foutre là.

Qu'est-ce que je foutais là, d'abord ? Qu'est-ce que j'avais donc de si intéressant à leur raconter ?

Je ne peux pas retranscrire exactement ce que je leur ai dit. Tout se mélange dans ma tête. Ils étaient six cents, ça m'impressionnait de parler à des jeunes gens semblables à celui que j'étais, à ceux qu'étaient mes camarades il y a vingt-cinq ans. J'avais le sentiment qu'on me donnait la possibilité, avec vingt-cinq ans de retard, de dire ce que j'avais sur le cœur depuis que j'avais foutu les pieds dans mon amphithéâtre de première année.

D'abord, pour désamorcer la vieille dichotomie redoublants/débutants, j'ai décidé de ne pas tenir compte de leur situation. Je leur ai dit que peu importait que certains soient reçus au concours et d'autres pas. À mes yeux, ce jour-là, ils étaient tous des soignants en puissance, et c'est à ce titre que je leur parlais.

Et puis je me suis lancé, j'ai aligné des choses simples, finalement, les idées brutes auxquelles je croyais depuis l'adolescence, les colères parfois longtemps mises au placard, mais toujours vivaces, qui ne demandaient qu'à sortir et faire du bruit.

Je leur ai dit tout ce que j'avais subi et tout ce qu'il vont, je le sais, subir : la féodalité des études de médecine et l'archaïsme de l'enseignement magistral, la hiérarchie criminelle de l'hôpital, la compétition inepte qu'on crée entre étudiants et qui se poursuit entre soignants, la lutte sanguinaire pour le pouvoir, le mépris des spécialistes pour les généralistes, la morgue et la vanité dont feraient preuve leurs aînés, leurs camarades… et dont ils feraient preuve eux-mêmes.

Je leur ai balancé ce qu'on ne leur dira pas pendant leurs études : leurs raisons troubles et inavouables de devenir médecin, l'hypocrisie qu'il y a à déclarer qu'on veut sauver l'humanité, leur faiblesse de jeunes gens qui ne connaissent rien de la vie, leurs peurs – qui sont exactement les mêmes, ni plus, ni moins, que celles des gens dont ils auront à s'occuper.

Je leur ai rappelé tout ce qu'ils vont s'empresser d'oublier, tout ce qu'on va s'empresser de leur faire oublier : leurs sentiments les plus intimes, leurs angoisses les plus sourdes, leurs désirs inconscients de se soigner ou de soigner une souffrance ancienne, leur appétit de revanche, leur médiocrité quotidienne.

Je leur ai mis le nez dans des réalités que leurs maîtres ignorent ou font mine d'ignorer : que les maladies sont des concepts abstraits qui n'ont rien à voir avec le vécu individuel ; que personne n'est réductible à une grille diagnostique, si sophistiquée soit-elle ; que ce qui compte dans la vie, c'est moins la santé que le sens, et que les médecins sont souvent incompétents dans les deux domaines.

Je leur ai annoncé qu'ils seraient toujours pris entre leur idéologie propre, celle que leur inculqueraient leurs maîtres, et l'irréductible personnalité des individus qui se confieraient à eux. Je leur ai rappelé que pour soigner des gens, il faut connaître les mondes réels dans lesquels ils vivent – celui du travail aliénant, celui de la famille pathogène, celui de l'injustice sociale.

Je leur ai prédit que, comme tout le monde, ils verraient leurs proches souffrir et mourir, parfois sans rien pouvoir y faire. Que leur seul privilège en ce domaine – un privilège exorbitant – serait de pouvoir faire soigner les personnes aimées, les enfants, les amis, avant tout le monde. Que ce privilège démesuré rend leurs obligations encore plus grandes à l'égard de ceux qui n'en bénéficient pas.

Je leur ai craché que contrairement à ce qu'on affirme avec hauteur dans les revues et sur les écrans, il n'y a pas d'éthique médicale. L'éthique, c'est la morale commune, c'est l'école du respect de l'autre, tel que tout le monde devrait le pratiquer. Devenir médecin (acquérir un titre, un statut) ne confère aucune supériorité en la matière – ni le droit d'échapper aux questionnements. Je leur ai rappelé que ce qui est « éthique » ce ne sont pas les discours et les diplômes, mais les attitudes et les actes.

Je suis allé très loin, je crois :

je leur ai dit qu'ils avaient intérêt à avoir une bonne sexualité s'ils voulaient comprendre quelque chose à la sexualité de leurs patients – et ils ont ri jaune.

Je leur ai dit qu'ils avaient intérêt à prendre conscience qu'ils étaient mortels, et que certains d'entre eux mourraient peut-être bientôt – et ils ont trouvé ça révoltant.

Et puis, je me suis énervé.

J'ai dit qu'un médecin qui fait passer ses croyances propres avant celles des patients est une crapule.

Qu'un médecin qui considère les autres soignants comme des sous-fifres est un salaud.

Qu'un médecin qui ne partage pas son savoir avec ceux qui en ont besoin est un criminel.

Je leur ai fait entendre qu'un médecin doit avant tout sa loyauté aux patients, fût-ce contre les autres soignants. Qu'un médecin qui se respecte et respecte les autres ne se contente pas de faire ce qu'on lui a appris, mais doit chaque jour se demander s'il ne peut pas faire mieux – sans jamais se prendre pour le bon dieu.

J'avais beaucoup de rage à transmettre, ça faisait vingt-cinq ans que j'attendais ça, alors je m'en suis donné à cœur joie. À certains moments, je m'arrêtais, saisi d'étonnement en entendant mes propres vociférations...

J'ai vitupéré comme ça pendant deux heures, et ils m'écoutaient, et ils réagissaient, et ils en redemandaient. Ça n'était pas très étonnant : on leur parlait d'eux, pour une fois. Je les prenais pour ce qu'ils sont : des jeunes gens au seuil de la vie, pas des élus ; des êtres de chair et de sang, pas des robots en blouse blanche. Je soulevais devant eux des problèmes qu'on s'efforce d'enterrer sous les polycopiés. J'étais épuisé, et assez content de moi.

Mais une fois la « conférence » terminée, plusieurs dizaines d'entre eux se sont approchés, sont montés sur l'estrade, plein de questions en poche, l'un d'eux (un beau garçon basané) m'a demandé simplement ce que je ferais, moi, si je recevais aux urgences « un type cassé de partout avec une croix gammée sur le front », l'une d'elles (une jolie fille brune) m'a demandé douloureusement ce que je ferais si un de mes proches me demandait de l'aider à mourir, et d'autres ont continué... Et ils m'ont bombardé des questions que je n'ai pas osé poser il y a vingt-cinq ans. Et, bien sûr, je n'avais pas de réponse. On ne répond pas aux questions fondamentales dans un amphithéâtre, et ils le savaient.

À ce moment-là, j'ai réalisé l'évidence. Les futurs soignants d'aujourd'hui ne sont pas dupes. Ni du discours médical dominant et sclérosé, ni des discours militants désespérés et poussiéreux. Quoi qu'on en dise, le niveau de conscience s'est beaucoup élevé depuis vingt-cinq ans. Bref, ce jour-là, j'ai réalisé qu'à mon tour, j'étais un vieux con.

Ça faisait longtemps que je n'avais pas foutu les pieds dans un amphi, mais celui-là, j'ai bien fait d'y aller. Avec la leçon qu'ils m'ont donnée, je n'ai pas perdu ma journée.

POURQUOI J'ÉCRIS

à Joëlle et à « Blond », qui m'ont donné les clés

On m'a souvent demandé pourquoi et comment un médecin se met à écrire. Est-ce que ça commence « comme ça » ou bien un événement professionnel déclenche-t-il le besoin de coucher les choses sur le papier ? En réalité, j'écrivais bien avant d'être médecin.

Mon père était médecin. Il avait été spécialiste des maladies pulmonaires à l'époque où la tuberculose infectait pratiquement tout le monde et constituait la principale cause de mortalité. Il devint médecin généraliste passé cinquante ans, après avoir émigré d'Algérie en France. De sorte que j'ai su très tôt ce qu'était le métier de médecin. Être médecin, c'était s'occuper de beaucoup de gens, en plus de sa propre famille. Cela représentait de longues heures enfermé en consultation, et des visites à domicile qui faisaient rentrer tard le soir. Mon père revenait parfois le visage sombre, triste ou abattu, à la pensée d'un de ses patients ou d'une des situations auxquelles il avait assisté. C'était un homme bon et un bon médecin. Sur son visage, je voyais bien que soigner, ça ne laissait pas indemne. Mais c'était sa vocation.

Quand j'étais adolescent, à l'heure où je rentrais du lycée, il me demandait si je voulais l'accompagner dans ses visites. J'attendais dans la voiture pendant qu'il examinait ses patients et, pendant les trajets, il me racontait des histoires de sa jeunesse, ses années de faculté, sa vie. Il me parlait beaucoup.

Déjà, à cette époque, j'écrivais. Les textes les plus anciens que j'ai conservés remontent à 1968-1969 – j'ai commencé à tenir un journal à ce moment-là. J'écrivais déjà des histoires bien avant. Il y a quelques semaines, j'ai retrouvé un carnet sur lequel j'avais noté le titre des livres que je lisais ou prévoyais de lire, les titres d'histoires que j'avais écrites ou prévu d'écrire. Ce carnet-là aussi remonte à la fin des années 1960. L'une de ces histoires était celle d'un jeune garçon vengeant la mort de son père. Le sentiment que mon père a souffert et le désir de le réparer symboliquement ont toujours été très présents dans mon écriture.

Dans mon journal, dès mon entrée en faculté, l'écriture et la médecine se trouvent indissolublement liées. J'y rends compte de mon expérience d'étudiant, puis d'interne. J'aborde les difficultés que je rencontre avec les patients ; l'ambiguïté que l'on éprouve à se sentir impuissant alors même qu'on est en situation de pouvoir ; les peurs, les questions et les incertitudes inhérentes au savoir médical. L'apprentissage de la médecine m'a fait écrire encore plus.

Quelques mois après avoir créé mon cabinet médical, je suis devenu rédacteur dans une toute jeune revue médicale. Elle consacrait une section entière à l'« expression personnelle des médecins » autour de leur travail et des relations avec leurs patients. J'y publiais des textes personnels, j'y faisais écrire mes confrères. À une époque où la médecine générale ne me faisait pas vivre, je gagnais ma vie en couchant la médecine par écrit. Des écrits dans lesquels mon père était, encore une fois, très présent.

En 1988, cinq ans après sa mort, j'ai publié mon premier livre, un roman intitulé *La Vacation*. À cette occasion, j'ai découvert que l'on est parfois porteur de secrets insoupçonnés. Ce roman décrivait l'activité d'un médecin qui pratique des avortements, les tourments qu'il éprouve à transcrire cette expérience, et sa peur, ce faisant, de blesser une nouvelle fois les femmes qu'il a avortées.

J'avais le sentiment confus que cette histoire avait quelque chose à voir avec mon père, mais j'ignorais en quoi. Une cousine perdue de vue depuis vingt ans, qui le connaissait bien, sut y reconnaître des échos de sa vie, la trace d'événements dont il ne m'avait jamais parlé. Grâce à elle, j'ai compris non seulement pourquoi j'ai écrit ce livre, mais aussi pourquoi j'ai fait des avortements pendant quinze ans.

À partir de 1988, j'ai publié plusieurs livres – traductions et essais. En 1993, j'ai cessé d'être médecin généraliste pour devenir traducteur et écrivain indépendant. Mais j'ai continué à soigner, chaque semaine, dans le service d'orthogénie de l'hôpital. Quelques mois avant de quitter le cabinet que j'avais créé dans une commune rurale, je me suis mis à écrire un second roman, *La Relation*, devenu depuis *La Maladie de Sachs*. Dans une certaine mesure, je sais aujourd'hui qu'en décrivant le cabinet médical de Bruno Sachs, je gardais la trace de celui dans lequel j'avais travaillé pendant dix ans. Aujourd'hui, mon cabinet a disparu (les médecins de la commune exercent dans un bâtiment neuf) mais, grâce à l'écriture, son souvenir est bien vivant.

L'un des lecteurs de *La Maladie de Sachs* m'a dit un jour sa surprise en découvrant qu'un quadragénaire avait écrit un livre pareil. Il pensait que seul un vieux médecin de famille disposait de l'expérience suffisante pour le faire. J'ai répondu que j'avais cent treize ans. Mon père en avait soixante-dix quand il est mort, j'en avais quarante-trois à la publication du livre. J'ai le sentiment que nos expériences se sont additionnées.

Nombreux sont ceux qui pensent qu'on devient médecin ou soignant pour panser une souffrance ou une douleur symbolique, personnelle ou familiale. Je le crois aussi. Mais c'est aussi pour cela que j'écris. C'est pour cela que l'écriture et le soin occupent en moi une place identique. Il ne suffit pas de s'occuper des gens. Il faut aussi rendre compte de leurs vies, il faut témoigner de leurs luttes. Le soin et l'écriture ont tous deux beaucoup à voir avec la transmission. Manifestement, ma vocation consiste à réparer et à transmettre, par le soin et par l'écriture. En soignant, je prolonge le désir de réparer de mon père. En écrivant, je m'efforce de comprendre ce qu'il m'a secrètement légué, de libérer les paroles qu'il a enfouies en moi, de les arracher au silence et à l'oubli.

J'écris pour mettre au jour mon héritage et pour le partager.

« Tourmens », le 8 février 2000

Sommaire

5949

Composition Chesteroc Ltd
Achevé d'imprimer en France (Malesherbes)
par Maury-Eurolivres
le 18 janvier 2008.
Dépôt légal janvier 2008. EAN 9782290311943
1er dépôt légal dans la collection : octobre 2001

Éditions J'ai lu
87, quai Panhard-et-Levassor, 75013 Paris

Diffusion France et étranger : Flammarion